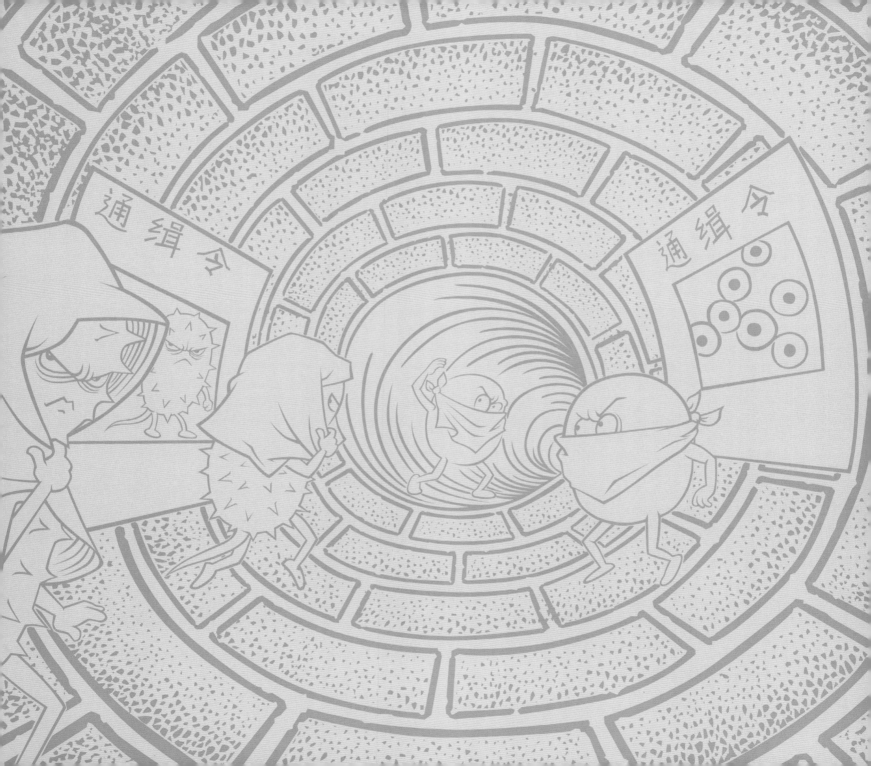

《北大专家画说泌尿疾病》医学科普丛书

"尿圈"细菌通缉令

郭应禄　审

宋　刚　著

北京大学医学出版社

NIAOQUAN XIJUN TONGJILING

书名题词©郭应禄

图书在版编目（CIP）数据

"尿圈"细菌通缉令 / 宋刚著. —— 北京：北京大

学医学出版社, 2017.12

（"北大专家画说泌尿疾病"医学科普丛书）

ISBN 978-7-5659-1744-8

I. ①尿… Ⅱ. ①宋… Ⅲ. ①泌尿生殖系统－感染－

诊疗 Ⅳ. ①R691.3

中国版本图书馆CIP数据核字(2017)第322922号

"尿圈"细菌通缉令

　　　著：宋　刚

出版发行：北京大学医学出版社

地　　址：（100191）北京市海淀区学院路 38 号北京大学医学部院内

电　　话：发行部 010-82802230；图书邮购 010-82802495

网　　址：http：//www.pumpress.com.cn

E - mail：booksale@bjmu.edu.cn

印　　刷：北京圣彩虹制版印刷技术有限公司

经　　销：新华书店

责任编辑：陈　然　　**责任校对**：金彤文　　**责任印制**：李　啸

开　　本：889mm × 1194mm　　　1/16　　**印张**：8.25　　**字数**：112 千字

版　　次：2017 年 12 月第 1 版　　2017 年 12 月第 1 次印刷

书　　号：ISBN 978-7-5659-1744-8

定　　价：38.00 元

序

医学科普可以很美很文艺

人类的发展与完善离不开健康这个基石。人类对自身大大小小各种各样疾病原因和疗法的探求也从未停止。从传统的中国医学，到现代的西方医学，从希波克拉底的四种体液学说，到现代基于基因诊断和治疗的精准医学，医学日新月异的进步令人叹为观止。今天，人类甚至开发出了超越自身智能的人工智能，其在医学上的应用也指日可待。但是让人感叹的是，一边是医学科学的迅猛发展，另一边却是普通百姓对自身身体的一知半解。如何改变这样的不平衡状态？医学科普，正是我们医学工作者面临的一项艰巨任务。

何以艰巨？

首先，医学科普不仅仅是医学术语通俗化。现在的语音、文字翻译软件非常发达，小小的手机软件可以帮助不同语言的人们实现实时翻译，连方言也识别得非常准确。可是，如果医学科普像翻译软件那样，仅仅将医学术语翻译成通俗语言，例如将"肾"称为"腰子"，将"结石"称为"石头"，此种工作容易事倍功半，甚至闹出不少笑话，因为这样的"翻译"完全忽略了医学的内在逻辑。医学的逻辑异常复杂，纵使医学生经过至少五年的专业课学习也才算刚刚入门。因此，必须借助必要的手段将医学逻辑与大众日常生活联系起来，才能真正地"接地气"。生硬的比喻使人不知所云，口语化的描述让人味同嚼蜡，所以个别词句的"改头换面"是远远不够的。好的科普文章，必须架起医学与通俗的桥梁。本套丛书的作者运用文学这座桥梁，从整体上将医学知识"文学化"，让文学的思想浸润了医学科普的每一个环节。

其次，医学科普更是医学内容形象化。要形象化，就要和画面结合。人体解剖图是形象化的一种手段，但又过于专业和直白，不适合进行科普宣传。科普形象化的具体实现途径就是科普图画的艺术化。艺术化的科普图画是医学知识的良好载体，不光可以展现器官、系统的结构和功能，更重要的是借助画面来清清楚楚、从从容容地阐释医学的逻辑，这是更高层次的要求。所以，要准确无误地阐释医学逻辑，这些艺术化的图画创意必须源于医者。更重要的是，必须将本专业相关创新内容及时告诉读者，这样才叫全面，才能通过科普读物提高全民族的科技认知。

以上是对医学科普工作的高要求，不必人人达到，但必须有这样的科普示范作品。宋刚医师在此方面做出了尝试。他从文字上将科普文学化，从图画上将科普艺术化，文中有图，用图释文，依靠医学的逻辑将文和图紧密结合在一起。丛书以泌尿系统疾病为主线，运用轻松活泼的语言让各种器官、疾病和诊疗方法跃然纸上。例如，讲到前列腺的功能和疾病，作者在开篇就用拟人的自传体形式，用"七十二变"做比喻，不仅强调了前列腺掌管泌尿、生殖的功能——"能开能合"，还将前列腺炎、前列腺增生、前列腺癌这些主要的前列腺疾病说得生动形象——"藏菌藏石""能大能小""成妖成魔"。这就是整体上将医学知识"文学化"。再如，讲到男女尿道之区别，运用通往湖心岛的桥来表现，男性之桥细而长，女性之桥宽且短，配以文字说明，将男女尿道特征表现得准确无误又生动活泼。这就是艺术化的科普图画，而不是简单地使用解剖图片。

文学化的文字和艺术化的图画相结合，反映了本书作者敏锐的思考能力和驾驭文字的能力。这套丛书呈现给读者的，是有趣又有料的医学科普大餐，不仅给人以科学的营养，更有美学的享受，让人不禁感叹：原来，医学科普可以很美很文艺！

非常赞赏这位青年医生在这样具有社会意义的科普工作上所做出的尝试和努力！宋刚医师从事泌尿外科临床多年，不仅业务过硬，而且长期在繁忙的专业工作之余，经常参加各种医学科普和患者教育工作。正是这样扎实的专业功底，这样长期在第一线的实践经历，才厚积薄发，有了这样一套丛书的产生。希望这像一股清风，吹入医学科普的园地；希望这是一个起点，能有更多这样的文章有益于人民群众！这实在是令人期待的事情。

中国工程院院士　郭立禄

丁酉年冬日

自　序

余学医二十余年，通读相关医书，中文、英文均有涉猎。叹医书之八股，囿于病因、症状、体征、检查、诊断、鉴别诊断、治疗及预后，虽对医者有益，凡人不能读也。今执业外科，主攻泌尿，知识、技能尚得心应手，欲著一医学普及读本，著于医者，用于百姓。想法不难，行动方知不易。

其难一：开头难。虽知不能因循医书之八股，甫一落笔，则知还是跳不出八股之圈，竟不知如何引入话题。真比书写英文论文还难！

其难二：通俗难。好不容易洋洋洒洒，书写数千字，拿给前辈一阅，婉转回之：还要简单点好！"简单"二字，谈何简单！

审视自身，一曰医学高度不够，二曰文学素养尚缺，三曰人生阅历不丰，遂作罢。

此事一放几年。直到去年冬月，院科研处于荣辉老师遍发北京市科学技术委员会征集科普项目通知，遂重燃心中创作之火。回顾自身，求学、就职于中国第一家国立医院——北京大学第一医院，老院已逾百岁之龄，我亦伴随其近二十年，深受"厚德尚道"文化传统之熏陶，医术上得到真传、教育上收有二徒、科研上有所创新。数年前在北京大学讲课比赛中位居榜眼，近年屡登央视《健康之路》普及医学知识。心中有"货"，欲吐之而后快。参阅众多医学科普书刊，汲取其中菁华，决定从形式和内容上予以创新：

创新一：借图表意。医学艰深，通俗化后仍与大众有一定距离，故需借图表意。图是形式，图是载体，图是衣服，关键还是其中蕴涵的医学科学道理。为实现此一目标，我请画家不是做简单的"插"图工作，而是借画家之手，描绘我心中之图、表我心中之意，即为"作者主导的图画创作模式"。幻灯片是完成此种模式的媒介。我在幻灯片上绘制草图，下方备注每幅图画的科学含义，发予画家。画家照此画图，作者、画家再当面沟通，反复修改成图。因此，书中每幅图均蕴含一个医学科学道理，图旁有注释，看图识字，即可获取有益信息。

创新二：字由心生。科学普及，不是简单地将医学术语翻译成大众语言，而是从整个思维模式以百姓的视角出发进行创作。所以每字每句每段，均由作者心中生发。为达到传播之效果，文学技巧必不可少，或幽默，或拟人，或比喻，或讲故事，或旁征博引。从题目到文章，从开头到结尾，均是作者思维、语言、学术、美学的结晶。

藉由以上特点，我提交了申报书。经过数月的评审、答辩，过五关斩六将，最后竟位居立项榜首，获得全额出版资助。在评审过程中，评委高度评价"作者主导的图画创作模式"，给予了我莫大的鼓励和信心。

在文字创作过程中，我首先做到"静心"。每一段文字的表述，每一幅画的创意都是作者静心凝结而成。正如中世纪的《圣像画师守则》中所描述的创作流程那样：①开始工作前，静默祈祷；②精心绘制每一个细节；③在工作中，依续祈祷。必须怀着一颗虔诚的心来进行创作。这颗虔诚的心是对科学的虔诚，是对大众的虔诚，是对文学和艺术的虔诚。

本套丛书前三册——《前列腺七十二变》《"尿圈"细菌通缉令》《尿路结石是怎样炼成的》，分别讲述前列腺、泌尿系统感染、泌尿系统结石的知识，每幅图画兼具科学性和艺术性，读者单看图就可以掌握一个医学道理。每册书开篇文章的题目同书名，以自传体的形式叙述，统领全书内容。书的内容按照大众认识逻辑顺序编排，既独立成篇又相互关联。从青少年到中老年人，均是本套丛书的阅读对象。希望大家从阅读中获取知识，从阅读中得到健康，从阅读中欣赏到文字和图画结合的艺术之美！希望此种尝试能开启科普之新风！

宋　刚

丁酉年桂月

前　　言

　　"尿圈"，是泌尿外科医生对自身学术圈的昵称，在此借指泌尿系统。泌尿系统感染是常见病、多发病，一般预后较好，但有时反复发作对人生活的影响很大，严重时甚至会导致感染中毒性休克。这本《"尿圈"细菌通缉令》就是讲述泌尿系统感染的科普书籍。按照本套丛书一贯的形式，开篇文章以细菌为代表，以自述的形式叙述微生物家族的姓名、性别、身高、体形、家，最后落脚在微生物的善恶上。不光讲述泌尿系统常见的微生物，还涉及与人体关系密切的微生物、对人体危害最大的微生物。此开篇文章对全书起到统领作用。尤其是微生物的分类有细菌、真菌、病毒、支原体、衣原体等，"性别"分为革兰阴性菌、革兰阳性菌，"体形"分为杆菌、球菌、螺旋菌、弧菌等，这些具体概念会在全书中反复出现。

　　全书分为"引子""感染那些事""不关感染的事""尿中捉菌"四部分。"引子"主要说明尿液检查方法和尿液颜色变化代表的疾病。"感染那些事"主要讲述泌尿系统感染相关微生物、泌尿系统感染的症状、特殊类型的泌尿系统感染以及泌尿系统梗阻。还有几类疾病与感染无关，例如尿失禁、膀胱过度活动症等，但引发的症状常常与感染症状混淆，于是放在"不关感染的事"部分叙述。"尿中捉菌"是本书的关键部分，讲述泌尿系统感染的治疗和预防。最后一章结合宫颈癌疫苗这个热点问题，回答男性应不应该打宫颈癌疫苗的问题。

　　泌尿系统感染与百姓生活关系很大，很多人都有过泌尿系统感染的经历。但感染这类疾病很抽象，仅用文字叙述常常很枯燥，所以本书用了大量经过科学设计、绘制精美的图画来表示科学的道理。开篇文章《细菌通缉令——微生物的自白》中的图用给"犯罪嫌疑人"拍照片的形式，将众多微生物——真菌、细菌、衣原体、支原体、病毒等的体貌特征展露无疑。当然，如果严格按照比例，病毒还应该更矮一些，这样就无法在同一张图中绘出，所以稍有艺术加工。《尿液的"安检机"——尿培养》中为将菌落的概念形象化，绘制了一个超大的培养皿，内有类似原始人部落的细菌"菌落"，读者就会明白"菌落"就是由微小不可见的细菌汇集起来组成肉眼可见的"部落"。《包皮该不该切？》中的图更是将男性隐秘部位画成生动活泼的卡通形象，一看就明白什么是正常包皮、包皮过长、包茎和包皮嵌顿，一图胜过千言万语。

泌尿系统最为复杂的一种梗阻是肾盂输尿管连接部梗阻，会引发感染及肾功能不全。其成因多样。为准确表达梗阻的原因，用了四幅"动物大逃亡"的图来表示——峡谷之间的土堆表示狭窄的部位，上方猴子拿的令旗表示输尿管的节律收缩，最后一幅图中横亘的红色管道代表压迫输尿管的异位血管。四幅图舍弃了外部视角，以流动尿液的视角，从肾盂输尿管腔内从上到下进行观察和绘制。还有《男性也可以打宫颈癌疫苗吗？》为表现人乳头瘤病毒对女性的危害，并未将病毒凶恶的正面绘制出来，而是从病毒后方的视角，以病毒与女性之间巨大的体形反差，女性抱着疫苗针管的惊慌表情来表达病毒的危害以及疫苗的作用。不同寻常的绘画视角会给读者一种全新的体验，希望此种尝试能更好地说明问题。

本书封面中狭窄幽长的隧道就是"尿圈"，即泌尿系统的内景。蒙面小怪物是以细菌为代表的微生物，在药物"通缉令"的追捕下，鬼鬼祟祟、慌不择路逃出人体。不过，尿液冲刷是预防泌尿系统感染最简便的方法，由于构图原因不方便一并表现出来。阅读本书，了解与泌尿系统关系密切的微生物以及它们引发的疾病，对日常卫生习惯的养成不无裨益！

目　录

不关感染的事

尿中捉菌

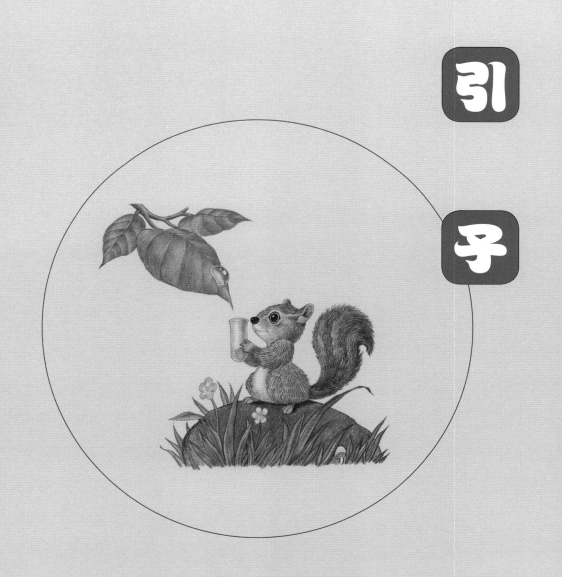

细菌通缉令——微生物的自白

星辰看似渺小，实则因为遥远！

尘埃真正渺小，却能在空中飞舞！

我比尘埃更小，是他百分之一！

我又无处不在，万物供我栖身。

我生名谓细菌，"细"是我形，"菌"为我本。

其实，我来自"微生物"大家族，家里兄弟姐妹众多，还有真菌、病毒、支原体、衣原体等。

只不过我与人类接触最多，家族的事经常由我出面打理。

我们微生物很苦恼，因为大家都很讨厌我们，时时刻刻想摆脱我们！

这不，医院的化验单就是我们的"通缉令"，我们的大名赫然上榜，后面还跟着专门"捉拿"我们的"捕头"——抗生素。

其实，在没有动植物之前，这个世界就只是我们微生物的家。我们微生物

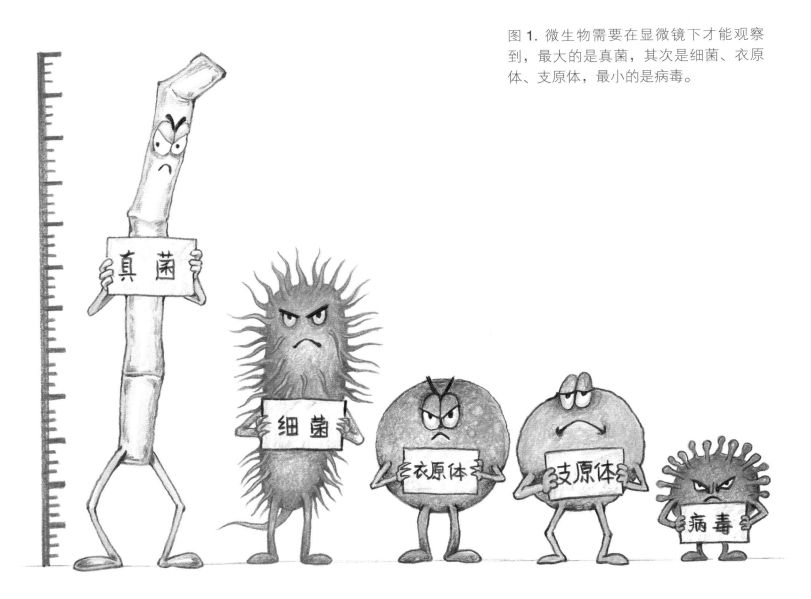

图 1. 微生物需要在显微镜下才能观察到，最大的是真菌，其次是细菌、衣原体、支原体，最小的是病毒。

才是原住民。这个世界足够大，万物可以和谐共生，为什么要将我们微生物原住民赶尽杀绝呢？诸位听众，我谨代表微生物大家族，述我的自白。

第一，我的姓名。

我叫细菌，我的兄弟还有真菌、病毒、支原体、衣原体等。

第二，我们的性别。

其实，我们没有性别。早年革兰（Gram）医生为了辨认方便，发明了一种药水，将我们扔到其中，蓝色或者紫色的叫做革兰阳性菌，粉色的叫做革兰阴性菌。所以，我们也被人为分成了"阴阳"两类。其实，我们细菌繁殖后代根本不需要相亲、找异性对象，自己生孩子跟玩儿一样。

第三，我们的身高。

论身高，真菌最高，细菌我第二，衣原体、支原体中等，病毒兄弟则是奇矮无比（图1）。不过别小看这位病毒兄弟，至今没有针对他的有效药物。流行性感冒是病毒感染所致，没有特效药，好在1~2周就可以自愈。艾滋病则是由人类免疫缺陷病毒感染，尚无药物能够彻底清除此病毒。

第四，我们的体形。

我们的体形胖瘦千差万别：瘦高的，是"杆菌"；圆滚的，是"球菌"；还有两个球连在一起，叫做"双球菌"；我们还会呈现螺旋形，比如幽门螺杆菌，

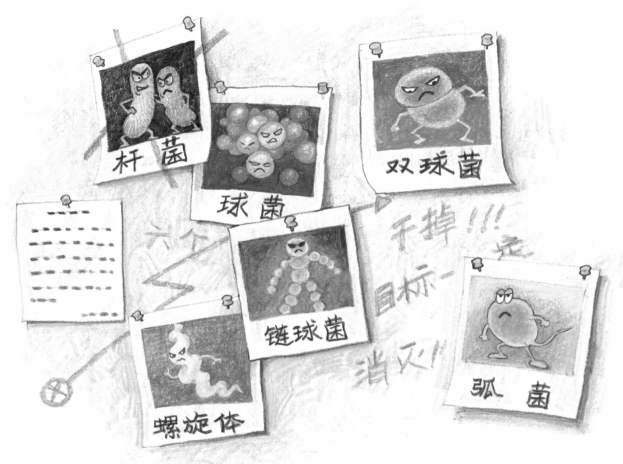

图 2. 细菌的体形多样。

就是杆状和螺旋形兼备；还有逗号形状，比如霍乱弧菌（图 2）。医生在显微镜下常常把我们的体貌特征——"性别"和"体形"一起称呼，比如革兰阳性球菌、革兰阴性杆菌。这样描述真是入木三分，我们走到哪都逃不过显微镜的"法眼"。

6

第五，我们的家。

我们四海为家，到处都有我们的同胞：

土壤中，有破伤风杆菌、炭疽芽孢杆菌，他们生命力极其顽强，可以不吃不喝潜伏数年。霍乱孤菌则喜欢在水中游弋。我们很少单独在空气中游走，因为在空气中不利于繁殖后代。但若是有人打个喷嚏，我们倒是很乐意随着飞沫"腾云驾雾""周游列国"（图3）。名噪一时的"非典"，就是我的病毒兄弟随飞沫传播的结果。那时的人们害怕得不敢外出，担心一阵风刮来就会患上"非典"。其实只有近距离通过飞沫才会传染。尘埃中也会藏有病毒，所以严重雾霾也会引发呼吸道疾病。

动植物体内，那是我们惬意的居所。在植物中我们有五大属，一般叫做"某某杆菌属"，名字太复杂，只有植物学家才会记得我们的名字。人类常宣称他们是万物的主宰。哈哈，骄傲的人类！从人类口腔到肛门长达数米的消化道，自婴儿出生之后几小时就被我细菌大军占据，占领时间竟然是"一辈子"！呼吸道的起始部，例如鼻子，就是一个细菌超级大本营，支气管末梢和肺泡我们一般不进！皮肤的表面，更满是细菌、放线菌、真菌等。"脚气"属于真菌感染，不过，不要以为没有"脚气"的脚就没有真菌哦。"脚气"得与不得，真菌都在脚上，只是没犯病而已！只有身体的内部器官，例如肾、肝、睾丸等，才是真正的无菌之地。

第六，我们的善恶。

人们不喜欢我们，因为我们会导致疾病。其实，大多数微生物不致病。为什么大家对我们的印象不好，因为只有生了病才想到了解我们。例如，50% 的女性一辈子总要得一次泌尿系统感染，大肠埃希菌就是泌尿系统感染最常见的"罪魁祸首"。男性的包皮很容易藏污纳垢，人乳头瘤病毒就藏在包皮垢中，严重时会引起细胞癌变。人类的手上，多得是表皮葡萄球菌和金黄色葡萄球菌，表皮葡萄球菌一般不致病，但金黄色葡萄球菌产生的毒素非常厉害。所以，人们养成了饭前便后洗手的习惯，为的是尽量摆脱我们的骚扰。

不过，有些地方我们可是万万缺席不得。在这些地方，我们被尊称为"正常菌群"。比如在肠道，我们可以是促进肠道健康的益生菌。如果我们被药物误伤，就会造成"菌群失调"，患者反而要补充益生菌了。

所以，我们也有存在的价值，一味地灭菌、消毒，反而适得其反。因此，对炭疽杆菌、霍乱弧菌，要下发 A 级"通缉令"；针对大肠埃希菌、金黄色葡萄球菌等，小心避开就是；对于正常菌群，更要细心呵护，千万不要伤及无辜！

这就是以我细菌为代表的微生物大家族。多种不同的微生物，你还想了解什么？

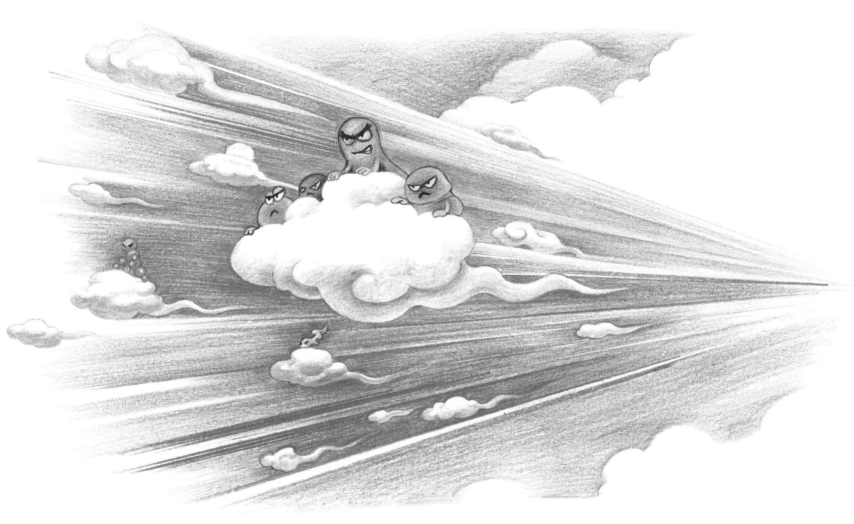

图 3. 微生物在干净的空气中不易停留，但是会随着飞沫、尘埃等在空气中播散，传播疾病。

2

破译尿液"密码"——怎样解读尿常规报告？

北方很多老人称尿液为"尿"（suī），尿做动词讲时才念尿（niào）。不过现在动词名词不分，统统念做尿（niào）。尿液是什么？尿液，废物也！排尿是人体排出体内废物重要的途径之一，尿液可以在一定程度上提示人体的健康状况。医院检验科有关尿液的检查有数十种，其中最重要的检查是尿液常规检查，简称为尿常规，又叫做尿液分析，是一项简单又快捷的初步化验手段，与血常规、便常规并称为临床的"三大常规"。

说到尿液，大家都知道参加奥运会的运动员会被要求抽检尿样，目的就是检测运动员是否服用兴奋剂以提高比赛成绩。人摄取的食物、药物，人的身体代谢产物在尿液中都会有所反映，所以尿液就是运动员的"试金石"。在留取尿样、保存尿样、检测尿样的过程中不容许有半点差错，所有接触尿样的工作人员都要登记。要是在这些过程中有瑕疵，即便是尿检阳性，也不能作为运动员服用兴奋剂的证据。随着越来越多的兴奋剂改头换面逃过检测，

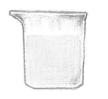

图 4. 正常及常见的异常尿色——正常淡黄色尿，血尿，深茶色尿，酱油色尿，乳白色尿。

国际奥委会宣布将奥运会尿样的留存时间延长至 10 年。在 2016 年，就对 8 年前的奥运会部分尿样复检，查出了一些当时因为技术水平限制查不出的兴奋剂，给选手们敲响了警钟，也说明了尿液是人体健康的"镜子"，即使储存了 8~10 年的尿液，照样可以"照出"身体的异样。对于普通人来说，尿常规检查也是身体情况的"晴雨表"。很多人对着几十项复杂的检查报告，往往不知如何看起。其实，只要抓住尿液检查的重点即可轻松读懂。

临床上尿常规检查报告主要内容包括尿的颜色（图 4）、透明度、尿酸碱度（pH 值）、尿比重、尿红细胞、尿白细胞、上皮细胞、管型、尿蛋白质、尿亚硝酸盐、尿葡萄糖、尿酮体、尿胆原、尿胆红素等内容。

1.尿液颜色：在尿常规检查时，化验员会观察尿液的颜色并做记录。正常人的尿液颜色为淡黄色，如果水喝多了，尿液就会变淡，水喝得不够，尿液自然就会颜色变深。尿液颜色还会随着活动、饮食的改变发生轻微的改变。尿液颜色异常主要有以下几种情况：①红色尿：尿中含有红细胞就可能呈现红色，原因常常是尿路结石、感染、结核、肿瘤或肾小球肾炎等疾病。不过，某些药物、食物经尿液排出时是红色，如苯妥英钠、利福平等。因此，红色的尿并不完全等于血尿；②深茶色尿：一般提示尿胆红素阳性，多见于肝细胞性黄疸、阻塞性黄疸等；③啤酒样或酱油色尿：一般是血红蛋白尿，见于蚕豆病等；④乳白色尿：常见于丝虫病，或尿液含有大量的无机盐类结晶。

2.尿透明度：正常的新鲜尿液，在绝大多数情况下是清晰透明的。明显混浊的情况多见于严重的泌尿系统感染，尿内的黏液蛋白、核蛋白等逐渐析出的情况。

3.尿酸碱度：正常的尿液呈弱酸性，其 pH 值约为 6.5（范围：4.5~8.0），也会随着饮食种类、服用药物及不同的疾病状态而出现中性或弱碱性改变。

4.尿比重：尿液浓稠度的指标。正常的范围约在 1.015~1.025，会受到年龄、饮水量和出汗等的影响。喝水多，尿比重就低；喝水少，尿比重就高。由于尿比重的高低与肾的浓缩功能相关，因此可作为肾功能评估的检验之一。

5.细胞：临床上尿液中有重要意义的细胞为红细胞、白细胞和小圆上皮细胞。①红细胞：正常人尿液中会偶尔出现红细胞，但不会超过 3 个。如果出现较多的红细胞，则有可能是泌尿系统感染、结石、肿瘤等；②白细胞：正常尿液镜检白细胞在每个高倍视野下不会超过 5 个，如果大量出现提示尿路感染的可能；③小圆形上皮细胞：正常尿液中，有时可发现少数发生脂肪变性的小圆形上皮细胞，当发生肾小球肾炎时，尿中的上皮细胞会增多；当肾小管发生病变时，会出现较多的小圆形上皮细胞。

6.管型：是肾产生的蛋白和细胞碎片的混合物，需要在显微镜下才能观察到。正常人的尿液中仅含有极微量的白蛋白，没有管型，或偶见少数的透明管型。若尿中出现了管型，特别是颗粒管型、细胞管型都提示肾存在实质性的病变，对诊断具有重要提示意义，需要引起足够重视。

7.尿蛋白质：正常尿常规检查尿蛋白质为阴性。如果定性试验阳性，或定量试验超过 150 mg/24 h 时则为疾病状态。

8.尿亚硝酸盐：正常情况下的尿亚硝酸盐为阴性，若出现阳性结果则常见于由大肠埃希菌引起的肾盂肾炎（约占 2/3），以及其他部位的尿路感染。

9.尿酮体：酮体是一种代谢产物。正常人尿酮体为阴性。当尿酮体为阳性时，有可能是因为饥饿引起的代谢紊乱，或者是糖尿病患者发生酮症酸中毒。

10.尿糖：正常的尿液中含有微量的葡萄糖，但定性试验为阴性。尿糖定性试验阳性多见于糖尿病、甲状腺功能亢进或肾相关疾病等。

11.尿胆原：尿胆原是人体老旧红细胞被破坏分解后的产物，大部分经肠道排出体外，少量重吸收后经尿液排泄。正常生物参考区间为阴性或弱阳性。不少患者将生物参考区间中的"弱阳性"误以为异常。尿胆原结果需与尿胆红素结果一起由医生判读。

No	项目	结果	生物参考区间	单位
1	颜色 (COLOR)	浅黄色		
2	透明度 (TMD)	澄清		
3	蛋白质 (PRO)	阴性	阴性	
4	隐血或红细胞 (BLD)	阴性	阴性	
5	白细胞 (LEU)	阴性	阴性	
6	亚硝酸盐 (NIT)	阴性	阴性	
7	比重 (SG)	1.018	1.015-1.025	
8	酸碱度 (pH)	5.0	4.5-8.0	
9	尿糖 (GLU)	阴性	阴性	
10	酮体 (KET)	阴性	阴性	
11	胆红素 (BIL)	阴性	阴性	
12	尿胆原 (URO)	阴性	阴性或弱阳性	
	尿沉渣全自动分析仪			
13	红细胞计数 (RBC)	1.2	0-10	/uL
14	红细胞 (HPF)(RBC)	0.2	0-5.76	/HP
15	白细胞计数 (WBC)	2.3	0-10	/uL
16	白细胞 (HPF)(WBC)	0.4	0-3.78	/HP
17	上皮细胞计数 (EC)	0.3	0-6	/uL
18	上皮细胞 (HPF)	0.1	0-1.08	/HP
19	管型计数 (CAST)	0.12	0-2	/uL
20	管型 (LPF)	0.35	0-5.78	/LP
21	红细胞形态变异信息	阴性		
22	结晶 (XTAL)	0.0		
	定量尿沉渣手工镜检	未见异常		

以上是尿常规检查的主要内容。现代化的尿液全自动分析仪最后出来的结果可能会有20余项，容易让人无从看起。重点关注颜色、透明度、蛋白质、隐血或红细胞、白细胞、比重、酸碱度、尿糖，以及最后一项定量尿沉渣手工镜检等项目即可。检查结果有无问题，应该交由医生判断，医生会把好关的。

检查体育运动员是否服用违禁药留尿液检查是通过特殊的方法检测尿液中的微量药物成分，与普通的尿常规检查相比，花费的时间长得多，费用也高得多。通过尿液检查还能查出人体有没有肿瘤，比如对尿中的肿瘤细胞进行荧光原位杂交检查有无膀胱癌（图5），还可以通过检测尿液中的前列腺癌抗原3评估患前列腺癌的风险等。不过，常规体检所做的普通的尿液检查是不包含这些项目的。

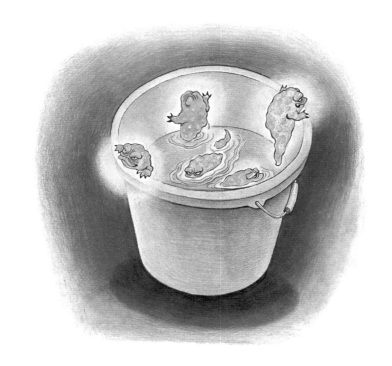

图5. 收集较多尿液，用荧光原位杂交的方法可以让其中的微量肿瘤细胞"现出原形"。

3

你知道正确的留尿方法吗？

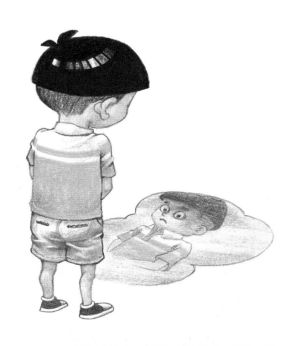

图 6. 尿液是人体健康的一面"镜子"。通过尿液检查，可以发现人体健康的很多信息。

人们常常说一句话："撒泡尿照照自己"。没错，尿液就好像是人体泌尿系统的一面镜子。通过检查尿液，医生可以获得泌尿系统甚至全身的健康信息，判断疾病的严重程度（图 6）。因此，有关尿液的各种不同化验和检查，成为了泌尿外科医生最常用的检查方法。患者留取的尿液标本质量好坏，直接关系到了检查结果的准确性和可靠程度，也会影响医生对疾病的诊断。在现实生活中，有很多做过尿检的人可能会说："留尿，这还不简单吗？把尿装到干净的容器中交给医护人员不就行了吗？"事实上，留尿检查并非那么简单，其中有不少讲究。根据不同的检查目的，有时还要采取不同的留尿方法。

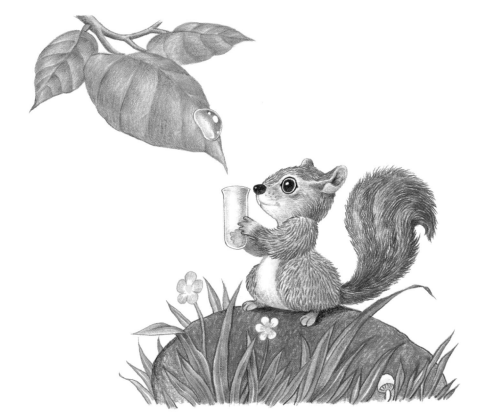

图 7. 尿常规最好选择在清晨起床后第一次排尿时留取尿样。

首先，留尿的时间有讲究（图 7）。尿常规作为最基本的尿液检查，在留取标本时，需要使用清洁的容器留取10~20毫升新鲜的尿液。要求尿液新鲜是为了避免尿液中某些化学成分或有形成分遭到破坏，例如葡萄糖分解、管型破坏、细胞溶解等，以至于影响尿液的检查结果。一般来说，任何时间排出的尿液都是可以做常规化验检查的。但是，由于人体在一天内每次排出的尿量有多有少，其中各种成分的含量也有所不同。因此，最好是采用清晨的第一次尿液作为化验的标本，它比白天的尿液更为浓缩，尿中的有形成分也较多，更能充分地反映尿液的变化。同时也避免了饮食、饮水及运动等因素的干扰，保证了化学成分测定的准确程度。值得注意的是，检查尿糖、蛋白质、尿胆

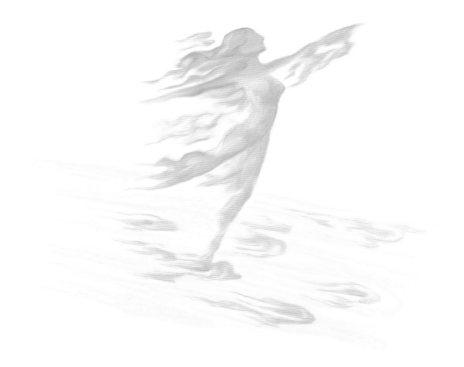

图 8. 女性经期应避免尿常规检查！因为经血里的红细胞会进入尿液，造成尿中红细胞升高的假象。

原等，最好是收集餐后 2~3 小时的尿液标本。

　　其次，留尿的方式有讲究。如果没有特殊的检查要求，一般都应留取中段尿，以免受到尿道口细菌、女性白带等污染物对检查结果的影响。中段尿，顾名思义，在排尿时先排掉前面一段尿液，留取中间的一段，最后的一段尿液也不要收集。留取的尿液标本要在半小时内送检，否则尿液在外界放置过久，就会滋生很多的细菌和微生物，尿中的细胞成分也会遭到破坏或发生皱缩变形，影响了化验结果的准确性。当然，在医院现场留取后直接送检是最好的做法。

再次，尿培养的尿液留取更讲究。尿液培养标本的留取，则需要在患者服用抗生素等药物之前或者停用药物 5 天之后再留取尿液标本。最好也要采集清晨尿，这是因为尿液在膀胱内停留 6~8 小时以上后，细菌才有足够的时间繁殖。女性患者标本采集的方法通常采用清洁排尿法，即先用肥皂水或温水洗净尿道口，然后再留取中段的尿液。男性患者留取尿液时需要上翻包皮。

对于 24 小时尿液检查的标本留取，需要将一天当中每一滴尿液都收集起来。可以先准备一个大盆或大桶，作为留尿的容器。通常医生们都会建议患者在早晨 7 点起床，先将第 1 次的尿液排尽并弃去，此后收集每次的尿液在同一个容器之中，直到第二天清晨 7 点排出最后一次尿液装入留尿容器内为止。先测量并记录尿液的总量后，然后混匀所有的尿液标本，这样尿液中的物质就是 24 小时的平均浓度，最后留取 1 小管尿液（50~100 毫升）送检。

最后，留取尿液标本也必须要避免尿液污染情况的发生，尤其是对于女性患者来说，一般需要避开月经期，以免经血混入尿液中，造成了血尿假象的发生（图 8）。

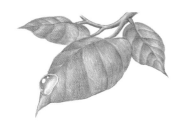

4

尿液的"安检机"——尿培养

大家到机场都经历过安检，所有的行李都需要经过 X 线机进行安全检查。为什么要用 X 线机？因为普通的肉眼观察、徒手触摸不能发现所有的问题。在医学上针对人体的尿液，也有普通检查，即尿常规检查。但尿常规检查不能发现所有的问题，必要时就要"安检升级"，进行尿培养检查。

尿培养，全称为尿液细菌培养，就是对尿液中的细菌进行培养。机场的安检是针对所有旅客。但尿培养并不是针对所有患者。因为在正常情况下，从肾排泄至膀胱的尿液应该是无菌的。即使有泌尿系统感染，医生也可以按照经验用药治疗，而且大多数情况下药物是有效的。只有较为复杂的泌尿系统感染或者用药效果不好的患者才需要做尿培养检查，为医生诊断和用药提供更多的依据（图 9）。

在人体的尿道外口，可能会有一些细菌存在，它们并不是真正引起泌尿系统感染的细菌。留取尿液做尿培养时，这些细菌可能会随尿液溜到容器中，对

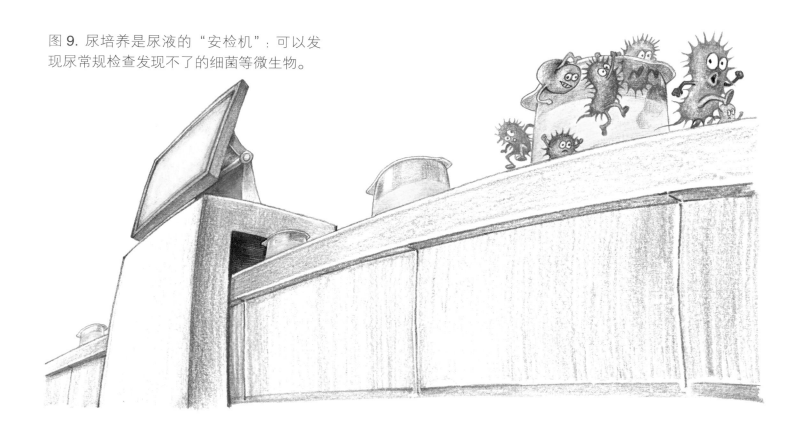

图 9. 尿培养是尿液的"安检机": 可以发现尿常规检查发现不了的细菌等微生物。

最终结果产生干扰。这些细菌的别名叫做"杂菌"。为了避免杂菌的干扰和污染，因此做尿培养时就需要技巧啦！

　　第一个技巧是选择"晨尿"。晨尿是指早晨起床时排的尿。因为一晚上没有排尿，膀胱中的尿液比较浓缩，容易查出细菌。有些患者不能很早赶到医院留尿，可以预先从医院拿盛尿的容器，一

图 10. 清洁中段尿：前面的尿液不要，将排尿中间的 10~20 毫升尿液收集起来，就是中段尿。头一段尿将尿道外口的杂菌冲走了，因此中段尿就可以真实地反映泌尿系统到底有没有细菌。

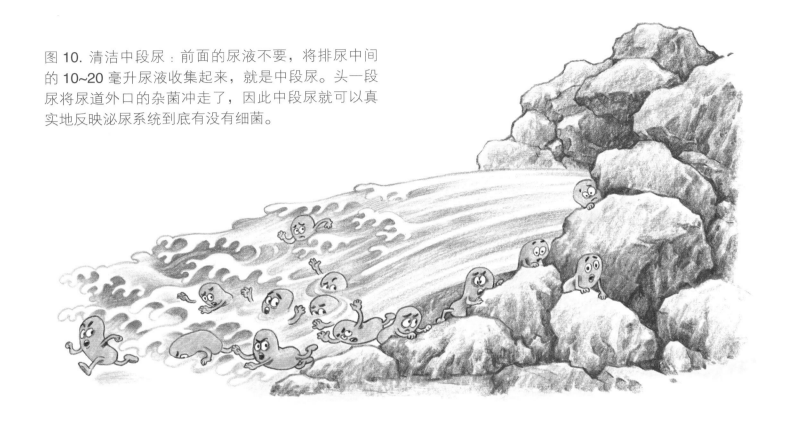

早在家里留尿即可。

　　第二个技巧就是送检"中段尿"。什么叫"中段尿"？就是排尿时，不收集刚开始的一段尿，将排尿中间的 10~20 毫升尿液收集到一个专用的无菌容器中，就是中段尿（图 10）。头一段尿将杂菌冲走了，因此中段尿就可以真实地反映泌尿系统到底有没有细菌。

　　第三个技巧是"洗洗"更准确。所谓"洗洗"，是指对外阴或者阴茎进行清洗，将外部的杂菌统统洗掉，保证结果准确。不过，具体的做法还男女有别：女性起床后用肥皂水或温水清洗会阴部，注意要用手分开大阴唇后进行清洗；男性应该上翻包皮，将包皮内的污垢洗干净后再留尿。

第四个技巧是"越快越好"。是指留完尿后立即送医院检验，最好在半个小时以内，检验科的医生们也会在收到尿液标本 2 小时内进行进一步接种培养。

有些特殊的情况，需要采用特殊的尿培养方法。比如，有些患者属于厌氧菌感染，就需要采用耻骨上膀胱穿刺的方法，即用无菌的注射器，直接从小肚子上耻骨上方经皮肤消毒后，穿入膀胱抽取尿液。这种方法对患者有损伤，有较大的疼痛，极少使用。另外，对于尿不出尿的患者，还可以选择无菌插尿管的方法。不过，有可能在插尿管的过程中，将尿道外口的细菌带入膀胱，结果就不准确，所以要特别注意无菌规范操作。

尿液送到了医院检验科进行尿培养（图 11 ）。少量细菌是观察不到的。尿培养就是要"诱敌深入"，给细菌"好吃好喝"，将细菌的生长特性摸得一清二楚，最后用针对性强的药物将细菌"一网打尽"。所以，尿培养的过程应尽量模拟细菌在人体中的环境，要给它一个温暖的环境，孵化温度一般在 35~37 ℃。还要让细菌在"培养基"上生长。什么是"培养基"？培养基就是细菌的"大鱼大肉"，有了培养基，细菌就天天吃喝拉撒睡，短短 48 小时就可以繁殖成"菌

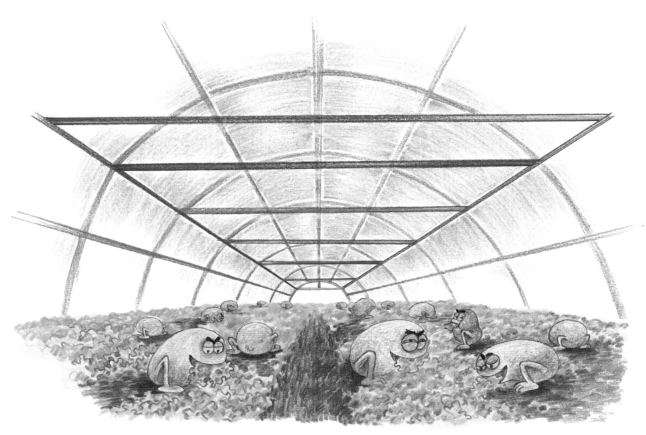

图 11. 细菌培养需要专门的孵化器，温度在 35~37 ℃之间，连续培养 48 小时才可以观察结果。

落"。菌落就是细菌的部落。因为细菌是肉眼不可见的，只有成千上万微小的细菌聚集在一起后，才能够被肉眼看到，才能够计数（图 12）。如果发现有菌落，还需要进行进一步鉴定和药敏试验，即寻找有针对性的抗生素。总共需要 4~5 天。所以，不要着急哦！

值得注意的是，如果尿培养没有查到病原菌，并不能排除泌尿系统感染的存在。因为有很多的因素会影响尿培养的结果，如使用抗生素治疗或大量饮水稀释尿液后，尿液中细菌的生长就会受到

24

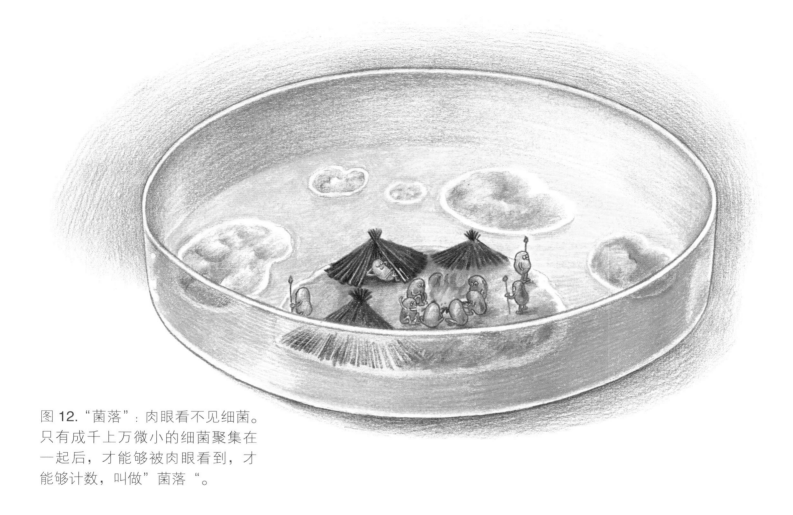

图 12. "菌落"：肉眼看不见细菌。只有成千上万微小的细菌聚集在一起后，才能够被肉眼看到，才能够计数，叫做"菌落"。

阻碍，导致培养不出细菌。所以，最好在患者使用抗生素之前采取尿液标本。

当怀疑人体的泌尿系统受到细菌感染时，尿液培养是尿液的"安检机"。它可以测出感染的细菌和找出有针对性的药物。一旦需要进行尿培养，您就照着上面说的四个技巧做就好了。

5

尿血就是泌尿系统感染吗？

尿液是淡黄色透明的液体。所以，一旦尿的颜色发生变化，是最容易被人们发现的，其中红色尿液最为常见，也最易引起大家恐慌。正常情况下，尿液中是不可能有红细胞或者每个显微镜高倍视野下最多不超过 3 个，一旦有红细胞的出现就说明肯定有问题。针对这个疑惑，我们来探寻一下血尿到底是怎么回事？

首先，什么是血尿？血尿是指尿液中红细胞超过正常数目，也就是每个显微镜高倍视野下超过 3 个。根据能否能被肉眼观察到，又分为肉眼血尿和镜下血尿（镜下血尿是指肉眼不能辨认，必须依靠显微镜进行观察辨认的血尿）。从定义中我们能看出肉眼血尿的红细胞远远超过镜下血尿。如果 1000 毫升尿中有超过 1 毫升的血液肉眼就能观察到了，少于这个标准肉眼是无法分辨的（图 13）。如果通过显微镜在高倍镜视野下发现红细胞数量超过 3 个就是镜下血尿。肉眼血尿还是镜下血尿，虽然代表不同程度的出血情况，但它们在临床上都具

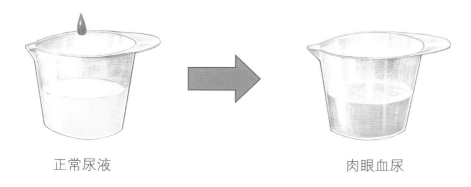

正常尿液　　　　　　　　　肉眼血尿

图 13. 1000 毫升正常尿液中如果混入了 1 毫升血液，就会变成肉眼可见的血尿。当然，出血越多，颜色越深。

有重要的提示意义，切不可因镜下血尿出血量少而忽视了最佳诊疗时机。

　　其次，还要知道血尿并不是一种病，它只是一种症状，很多疾病都可以出现血尿症状。如何区分血尿的具体病因呢？最重要的一点就是看排尿时有无疼痛：如果血尿伴随疼痛或者尿频尿急等症状一般是由泌尿系统炎症、结石引起的（图 14），如果血尿的时候不伴有疼痛，也就是医学上说的无痛性血尿则很有可能是泌尿系统肿瘤的特征，应该给予足够的重视。无痛血尿常常是间歇性发生，即一段时间有血尿，等过一段时间没经过任何治疗又没有血尿了，但间隔一段时间后，血尿又会出现。无痛性血尿最常见的病因是膀胱肿瘤（图 15），其次是肾盂肿瘤、肾肿瘤。所以一旦出现了无痛性血尿的症状应该立即去泌尿外科就诊，明确病因，了解是不是肿瘤引起的血尿，以免延误了肿瘤的最佳治疗时期。当然，无痛性血尿还有其他非肿瘤性疾病引起的，例如前列腺增生等。

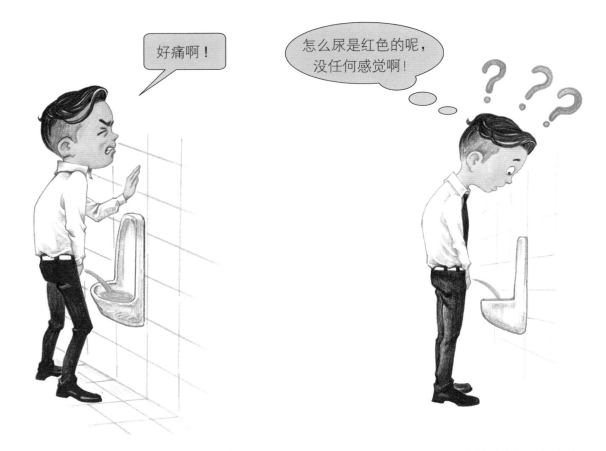

图 14. 血尿伴疼痛一般是泌尿系统感染或者结石的症状。

图 15. 无痛性血尿，应高度警惕膀胱癌等风险。

　　除了泌尿系统感染和肿瘤能引起血尿之外，肾以及血管的病变同样会引发血尿，与泌尿外科疾病的血尿有较大区别。所以一旦发现有血尿，即使就出现过一次，也应尽早就医。

颜色的"革命"——尿的颜色变化

俗话说"出门看天色，进门看脸色"。对于泌尿外科来说，后面应该加上一句"排尿看尿色"。因为尿液是人体健康的"晴雨表"，而颜色又是尿液变化的"指示剂"。尿液如果发生异常，最直观的表现就是颜色的变化。正常尿液的颜色是淡黄色，这是因为含有尿胆原的缘故。当饮水量增多或减少时，尿液颜色可以变成无色或者黄色。常见的几种特殊颜色的尿液，包括血尿、乳糜尿、黑热尿、糖尿等，这些异常的尿液颜色变化往往就是人体某些疾病的危险信号。如果没有对此引起足够重视和及时诊治，就有可能被尿液颜色改变背后的疾病"革了命"（图16）。

我们能从尿液颜色的改变中发现什么呢?

第一种——血尿。

肉眼可见的血尿的颜色通常为红色,深浅取决于尿液中红细胞数量的多少。少则淡红,多则深红;暗红代表陈旧性出血,鲜红色提示正在出血。当红细胞

图 16. 尿液是人体健康的"晴雨表"，而颜色又是尿液变化的"指示剂"。不要被尿液颜色改变背后的疾病"革了命"。

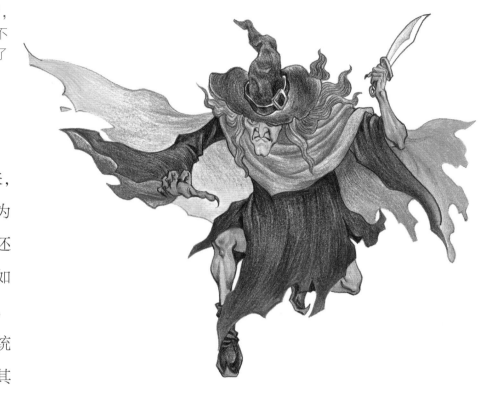

数量少到一定程度，肉眼看不出来，而显微镜下发现有红细胞时，称为"镜下血尿"。不管是肉眼血尿还是镜下血尿都提示疾病的存在：如果伴随疼痛一般为泌尿系统感染，如果没有疼痛则不能忽略泌尿系统肿瘤、肾内科疾病的存在。本书其他章节已做重点讨论。

第二种——乳糜尿。

尿液呈现牛奶样乳白色，这是由于其中含有乳糜液或者淋巴液。乳糜是什么？乳糜就是被消化的脂肪。我们吃的食物中的脂肪在小肠内被消化后，与一些分子如磷脂、胆固醇和载脂蛋白结合形成乳白色的乳糜微粒。这种乳白色的颗粒在人体内有其特定的位置，即在淋巴系统中。正常情况下，乳糜由淋巴系统进入血液系统，不会到处乱窜；特殊情况下，比如患有丝虫病时，淋巴通路堵塞，细小的淋巴管内压力增高甚至曲张破裂，如果破裂的部位正好紧邻泌尿系统，乳糜颗粒就会进入尿液中，尿液就变成了"牛奶样"。就像马路下面并行的输油管道和自来水管道，输油管道出现泄漏，自来水管道中就可能混有油的成分（图 17）。丝虫病引起淋巴回流障碍是最常见引起乳糜尿的原因。腹膜后的肿瘤、创伤、结核

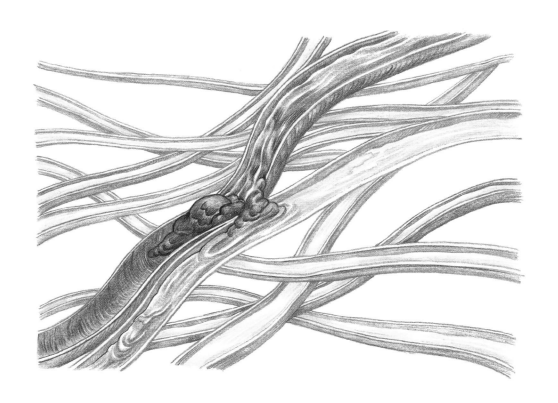

图 17. 患有丝虫病时，淋巴通路堵塞，细小的淋巴管内压力增高甚至曲张破裂，如果破裂的部位正好紧邻泌尿系统，乳糜颗粒就会进入尿液中，尿液就变成了"牛奶样"。

以及先天性淋巴管瓣膜功能异常也可以引起乳糜尿。

第三种——黑热尿。

称之为"黑"，是因为尿液中含有胆红素，尿液的颜色为黑色或酱油样色；称之为"热"，是因为通常见于疟疾，疟疾的特点即是发热。疟疾的致病微生物——疟原虫在人体血液系统中肆虐时，大量破坏红细胞，导致急性血管溶血，胆红素释放，进入尿中即呈黑色（图18）。疟疾当年猖獗于世、涂炭生灵时，人们对真凶疟原虫一无所知，恐惧"黑色"死神的召唤。

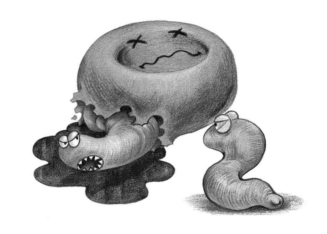

图18. 疟疾的致病微生物——疟原虫在人体血液系统中肆虐时，大量破坏红细胞，导致急性血管溶血，胆红素释放，进入尿中即呈黑色。

现在，药物治疗效果良好，包括伯喹、氯喹以及青蒿素等。屠呦呦因为发现青蒿素获得了诺贝尔奖。值得注意的是，有时在服用某些药物如左旋多巴、甲酚等后会出现暂时的黑尿！

第四种——糖尿。

上述几种颜色的"革命"是显而易见的，有些致命疾病的改变却是不露声色。例如糖尿病，血液中高涨的血糖自然会引起尿液中葡萄糖含量过高。但尿液的颜色与普通尿液并无二致。如果长期放任血糖"身居高处"，那么"不胜寒"的后果一定是失明的眼睛流下的后悔泪水和衰竭的肾乞求透析的哀嚎。这种静悄悄的"颜色革命"后果更为严重。尤其到了现代，糖尿病像空气中的尘埃，黏上了越来越多的人，撵不走、甩不掉。谁能发现? 谁能预警? 小蚂蚁可以做到。尿中过高的糖分会吸引蚂蚁等小昆虫，围成乌压压的一圈（图 19）。血糖检测更能做到，定期体检必查血糖。所以，糖尿病需要早发现、早治疗，定期查血糖、尿糖，做到先知先觉、及时治疗。

尿液颜色的变化多种多样，只要引起足够的重视，就不会被尿液颜色的"革命"误了卿卿性命。

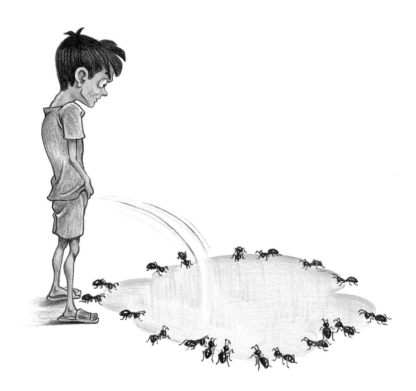

图 19. 糖尿病患者的尿液含有过高的糖分，会吸引蚂蚁等小昆虫。

33

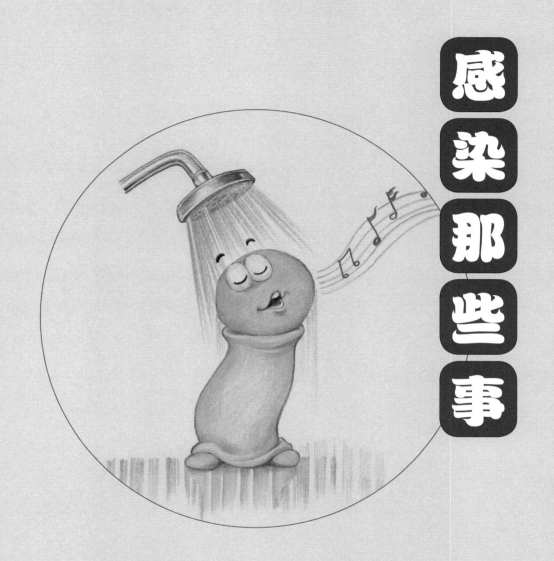

感染那些事

7

菌种"密码"——泌尿系统感染的微生物种类

地球上的一切系统都处在一个相对稳定的"自平衡"状态中，称为"稳态"。当"稳态"被打破，轻则受损，重则灭亡。例如，6600 万年前，郁郁葱葱、充满生机的地球被小行星撞击，稳态被打破，在短短几分钟或是几小时之内，地球变成了一个寂静无声、死气沉沉的世界，恐龙灭亡了。对于人体的各系统来说，平时处于自我平衡的稳定状态，倘若受到外来微生物入侵，就会引发一系列感染事件！泌尿系统是人体的"下水道"，相对来说容易受到感染。细菌是入侵泌尿系统最常见的微生物，其他还有病毒、真菌、支原体、衣原体等，甚至还有寄生虫。这么多微生物，它们各有什么特点呢？

首先说说细菌，要破译它的"菌种"密码，就不得不提到革兰染色。它是目前使用最为广泛的鉴别细菌种类的染色方法，1884 年由丹麦的病理学家革兰（Gram）医生发明并以自己的名字命名。用革兰染色法对细菌进行染色等处理后，在显微镜下观察细菌如果呈现蓝色或者紫色，叫做革兰阳性菌；呈现粉色叫做革兰阴性菌（图20）。将细菌染色分类后有利于临床上选用有针对性的抗生素，不同染色特点的革兰阳性菌和阴性菌对应的特效抗生素不同。

95%以上的泌尿系统感染都是由一种细菌引起的。大肠埃希菌就是其中的"罪魁祸首"，约90%的门诊患者和约50%的住院患者的致病菌就是它。大肠埃希菌是一种杆状的革兰阴性菌，因此又称为大肠杆菌。科学家们发现，导致泌尿系统感染的大肠杆菌和从粪便中分离出来的大肠杆菌是同一种菌型，说明绝大多数情况下，病原菌是由肛门从尿道口侵入泌尿系统的。不过，大肠杆菌

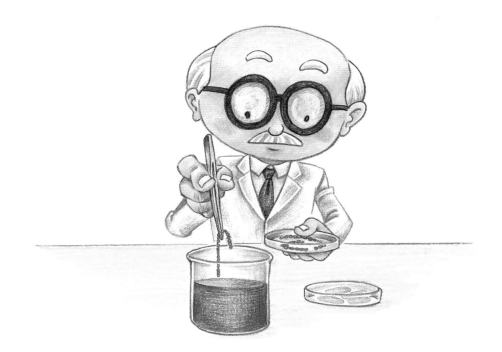

图 20. 革兰染色法：呈现蓝色或者紫色的，叫做革兰阳性菌；呈现粉色的，叫做革兰阴性菌。

38

导致的尿路感染症状并不很明显，常见于首次发生的尿路感染和无症状性细菌尿的患者之中，一般不伴其他的并发症。

有些情况下泌尿系统感染可能是由其他的致病菌导致的：例如长期合并尿路梗阻，使用过多种抗生素药物，经导尿或膀胱镜等器械检查后，或者在住院期间获得的尿路感染。器械检查后常见铜绿假单胞菌感染；泌尿系统结石的患者多是变形杆菌感染（图21）。另外，长期留置导尿管、结石、泌尿系统先天畸形的患者多是多种细菌感染。

泌尿系统感染致病菌还有结核分枝杆菌、真菌、衣原体、支原体、淋病奈瑟菌等。结核分枝杆菌与肺结核有关，往往是肺结核痊愈后潜伏下来，身体抵抗力弱时通过血流到达肾，引起泌尿系统结核；泌尿系统真菌感染往往和长期使用抗生素有关；衣原体、支原体、淋病奈瑟菌往往通过性接触传播。

泌尿系统感染大多数治疗效果良好。只要及时去医院，进行尿常规或者尿细菌培养、药敏实验，根据不同的"菌种"密码，选用合适的抗生素，一般都能痊愈，很少遗留后遗症。

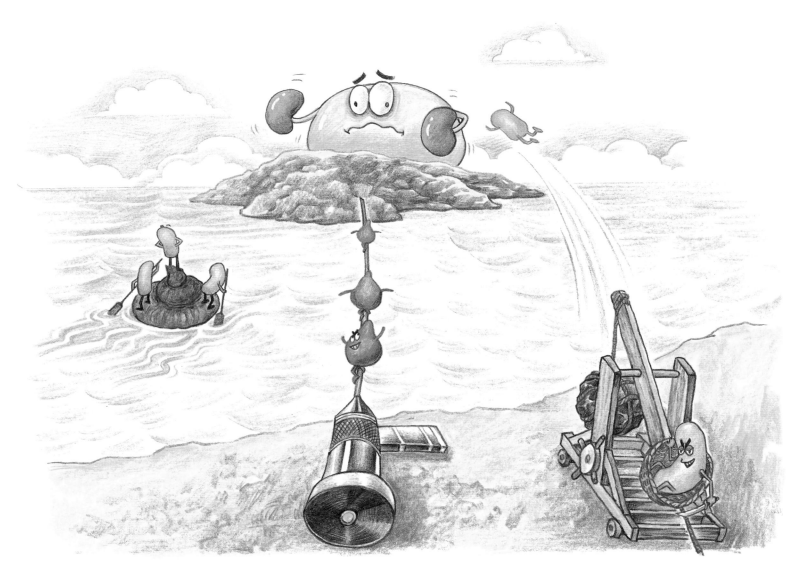

图 21. 泌尿系统感染的菌种"密码":最常见的是大肠埃希菌;器械检查后常见铜绿假单胞菌感染;泌尿系统结石的患者多是变形杆菌感染。

40

8

尿痛不是病，疼起来真要命——泌尿系统感染的症状

俗话说，牙痛不是病，疼起来真要命。排尿时疼起来也非常难受，尿道火辣辣的，像有一股滚烫的钢水流过尿道。尿痛只是一种症状，引起这种症状的疾病叫做泌尿系统感染，又称尿路感染，是指尿路内有大量的微生物繁殖，从而攻破了人体防御的"城墙"，导致炎症反应的一种疾病。这些微生物包括细菌、衣原体、支原体、真菌、病毒等，但大部分的泌尿系统感染都是由于细菌引起，细菌侵犯肾、膀胱或尿路的其他部分引发了炎症（图22）。

科学家们发现，女性较男性更容易得尿路感染，大约有一半的妇女一生中至少会得一次泌尿系统感染。究其原因，主要是由于男女的尿道解剖结构不同：女性尿道短而宽，而男性尿道细而长，是女性尿道的3倍多长（图23）。另外，女性尿道口紧邻阴道、肛门，这两位"邻居"都存在大量的细菌，细菌一旦侵入尿道就会引起尿道发炎（图24）。因此，女性的生理结构决定了比男性更易患泌尿系统感染。

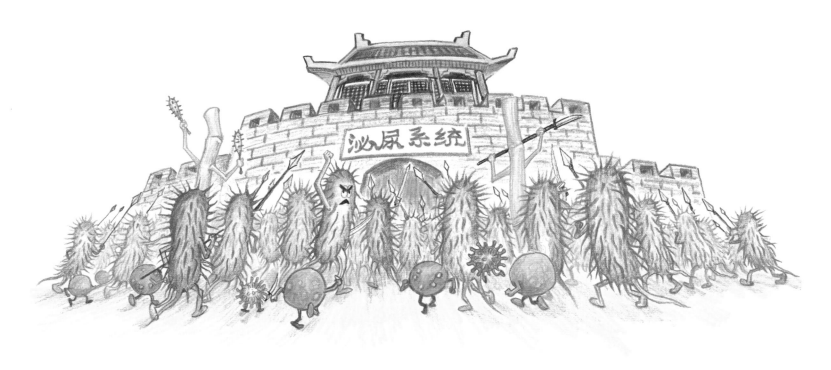

图 22. 造成泌尿系统感染的主要是细菌，有时有衣原体 、支原体、真菌、病毒等。

　　在绝大多数情况下，导致泌尿系统感染的细菌都是从外界通过尿道进入人体的。最开始的时候，细菌刚刚进入人体第一站——尿道和膀胱内，处于下尿路感染阶段，称为"尿道膀胱炎"。这时候大部分患者坐立不安，尿频和尿急非常明显，每小时排尿 1 次或 2 次，更有甚者达到 5~6 次以上，每次尿量又非常少，有时更是一滴一滴地滴出来；更为要命的是，在排尿过程中尿道或会阴区会有

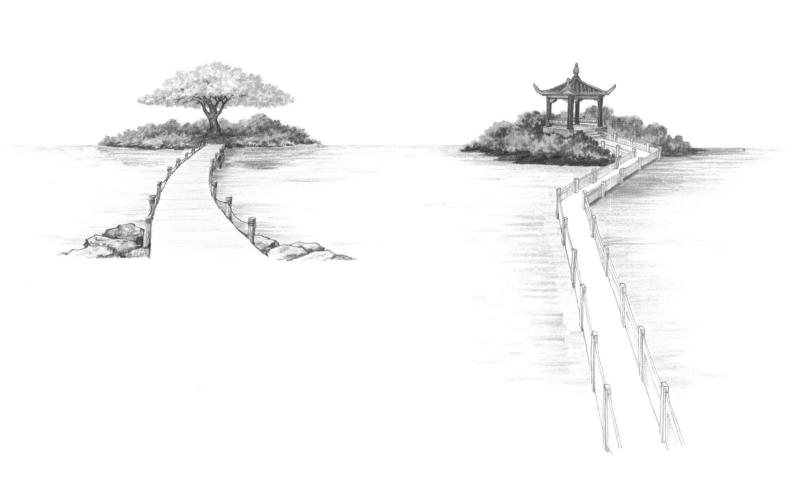

图 23. 女性尿道短而宽，男性尿道细而长，是女性的 3 倍多长。

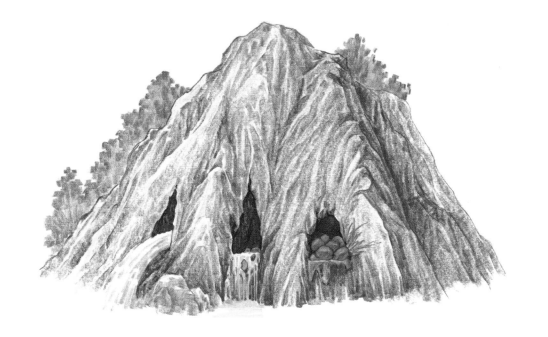

图 24. 女性尿道紧邻阴道、肛门，阴道、肛门周围细菌较多，所以女性尿道容易受到感染发炎。

烧灼或刺痛等不适的感觉，叫做"膀胱刺激征"。而且，患者的尿液会显得很混浊，在显微镜的观察下能够发现较大量的白细胞。患者在排尿快结束时有可能有血尿，也有可能在排尿的整个过程中都是血尿，甚至还有血块排出。细菌只在尿道、膀胱肆虐时，患者一般并不会出现全身感染的症状，体温一般在正常范围。

但是，如果下尿路感染的患者不进行及时治疗和处理，任其发展，细菌就有可能顺着输尿管向上到达肾部位，导致更加严重的上尿路感染，叫做"肾盂肾炎"。这些患者除了会有尿频、尿急、尿痛等下尿路感染症状外，还会出现一侧或双侧的腰背部疼痛，这是因为肾盂及输尿管在受到炎症刺激后肿胀，使得肾的包膜张力增高，就产生了疼痛的感觉。解剖学家们发现，肾和输尿管上端在人体背部皮肤的位置相当于第12肋骨跟脊柱的交叉夹角的位置，称为"肋脊角"（图25）。如果此时对患者的肋脊角位置处进行按压或者叩击，患者会出现明显疼痛的感觉，称为"叩击痛"。此外，细菌还通过肾进入血液循环，出现寒战、高热、头痛、恶心和呕吐的全身症状，这与下尿路感染的患者有着巨大的差别（图26）。

"尿痛不是病，疼起来真要命"。如果发展成肾盂肾炎，发热起来更不好控制。所以，出现泌尿系统感染应该及时接受正规治疗，否则有可能造成严重的后果。

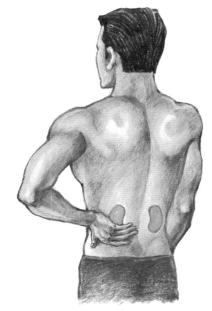

图 25. 肋脊角的位置。

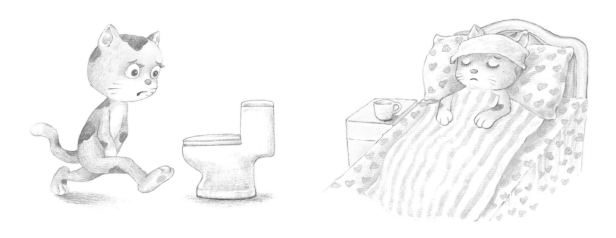

图 26. 膀胱炎的典型表现是尿频、尿急、尿痛，肾盂肾炎的典型表现是腰痛、发热。

9

不甜蜜的蜜月——"蜜月性"膀胱炎

　　人生有三大喜事：他乡遇故知、金榜题名时、洞房花烛夜。现代人在洞房花烛夜之后，就会开始踏上新婚蜜月的旅途。小两口或去海岛、或游小镇，一路上舟车劳顿、卿卿我我，好不甜蜜。蜜月虽好，但不甜蜜的事接踵而至：新娘子因为尿痛上医院了，经过检查，被医生诊断为"膀胱炎"。因为膀胱炎发生在蜜月期，这种膀胱炎还有一个俗称——"蜜月性"膀胱炎。

　　膀胱炎和蜜月有什么关系吗？有的，关系还很密切呢。这得从男女的解剖生理特点说起。男性尿道长15~20厘米，而女性

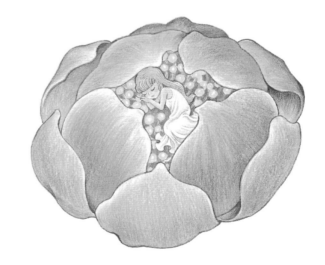

的尿道仅 5 厘米长，并且较宽、较直。女性尿道口的位置又和阴道、肛门相隔很近，阴道、肛门的细菌很容易到达尿道口。未婚女性由于大阴唇处于自然合拢的状态，小阴唇也裹得较紧，遮盖了阴道口及尿道口，相当于形成了一道自然的保护屏障，也就减少了细菌入侵感染的机会；尿道黏膜在正常的情况下，也具有较为强大的抗菌能力，细菌也不容易侵入。

新婚之后，夫妻之间开始了频繁的性生活，大、小阴唇的天然屏障自然就弱化了（图 27）。尿道口的黏膜也有可能受到损伤，细菌就很容易乘虚而入，由尿道口进入尿道、膀胱，在膀胱内安营扎寨、大肆繁殖，最终引起了尿道炎、膀胱炎。男性由于尿道长并且细，细菌不喜欢"黑咕隆咚"

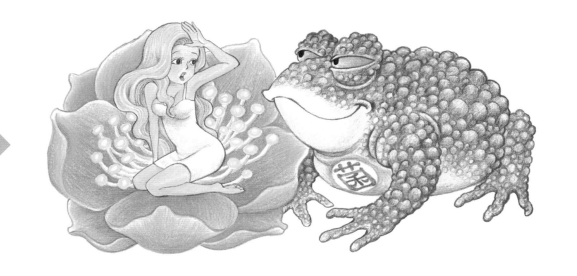

图 27. 未婚女性大、小阴唇处于自然合拢状态，遮盖了阴道口及尿道口，相当于形成了一道自然的保护屏障，也就减少了细菌侵入尿道的机会；结婚后，大、小阴唇的天然屏障自然就弱化了。

47

的"隧道"，所以男性不易出现尿道炎、膀胱炎。蜜月期的女性特别容易出现膀胱炎，所以有人将新婚蜜月期间女性发生的膀胱炎称为"蜜月病"。

膀胱在泌尿系统中属于下尿路，下尿路感染症状以尿频、尿急、尿痛为主。"蜜月性"膀胱炎属于下尿路感染，尿频、尿急、尿痛自然是最主要的症状；由于感染，膀胱黏膜出现小的出血点，有些患者的尿液会呈现洗肉水样的颜色，在医学上叫做"肉眼血尿"；细菌在膀胱内肆虐生长，继续向上方的输尿管、肾盂发展，就会出现发热、寒战等全身症状，这时候就叫做"肾盂肾炎"了。患膀胱炎的患者尿常规检查中，显微镜下往往能够发现大量的白细胞和红细胞。

因此，为了过一个名副其实的"蜜月"，就要特别注意预防蜜月性膀胱炎的发生，有一些注意事项：首先，在卿卿我我之前，小两口都要洗个澡，尤其要注意清洗隐秘部位。男性要将阴茎包皮翻起，将包皮垢洗干净，以减少在性生活时将细菌传给伴侣的机会（图28），最好的办法是带上"套套"，彻底隔绝细菌。其次，在性生活后女性应该马上排尿，排尿可以将尿道中的细菌冲刷出来，最好再清洗一下隐秘部位。此外，在蜜月期间性生活应该有节制，平时注意避免憋尿，要勤洗澡，勤换内裤，在大便后由前向后擦拭，尽可能地将病菌"拒之门外"。

新婚期间，如果出现了上述的尿频、尿急、尿痛等症状，就很有可能患上了

"蜜月性"膀胱炎。不过不用太担心，只要及时诊断，尽早用上抗生素，一般的细菌都会在膀胱内被"就地降服"，很少有向肾盂发展成肾盂肾炎的。所以，在蜜月之前做好充分的准备工作，有备无患，让甜蜜继续！

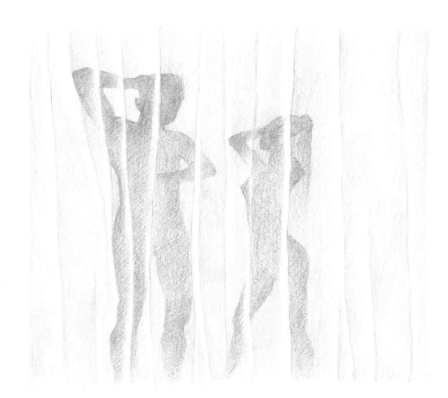

图 28. 预防"蜜月性"膀胱炎：第一，性生活前"洗洗"更健康；第二，性生活后马上排尿；第三，亲热有度、细水长流。

10

膀胱痛，病因却在肾——浅谈泌尿系统结核

结核病，是自人类新石器时代起就存在的一种古老传染病。西汉古尸中就有肺结核的残迹（图29）。中医将结核病叫做"痨病"：痨，指积劳瘦削，与疾病有关；而在近代外国，称这种病为"白色瘟疫"，可见其猖狂至极，所到之处无不"千山鸟飞绝，万径人踪灭"。据说最早的结核来源于牛，称为"牛结核"，感染人后称为"人结核"。结核感染人后，毒力加强。有人的地方就有结核，结核病如影随形，严重威胁着人类的健康。一直到现代各种抗结核药物的相继问世和卡介苗的推广应用，结核在全世界的发病率和死亡率才逐年下降。

说起结核病，大家听得最多的是肺结核，中医古籍《三因极一病证方论》以"痨瘵"命名。其实，身体的很多部位都可以得结核：肠结核、骨结核、关节结核，还有肾结核等，不一而足，而泌尿系统是结核在肺部之外最为好发的部位之一。

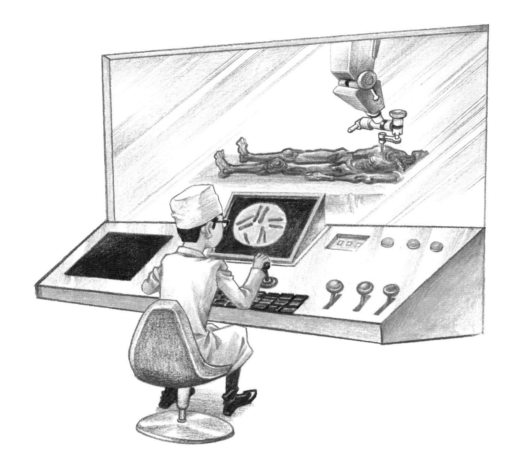

图 29. 古老的"结核"——近 2000 年前的女尸肺部就有被肺结核侵蚀的瘢痕。

泌尿系统结核，是指发生在泌尿系统的结核，包括肾、输尿管、膀胱和尿道等部位的结核。不过，最常见的是肾结核，输尿管、膀胱和尿道结核常常是由于肾感染了结核，结核分枝杆菌随着尿液的自然排泄而播散到此。因此，泌尿系统结核的重点在肾结核。

泌尿系统结核好发于 20~40 岁的青壮年，男性稍微多于女性。它的病原菌叫做结核分枝杆菌。

而肾并不是结核分枝杆菌进入人体的第一站。结核最常见的传播途径是呼吸道传染，所以肺部是结核分枝杆菌最初进入人体的地方。患者患肺结核数年以后，有时肺结核都痊愈了十几年以后，有些没被消灭干净的结核分枝杆菌"暗度陈仓"到达肾，继续繁殖壮大，最终引发肾结核。当然，肾结核也可来自其他的器官结核如骨关节结核、肠道结核等。

人体是一个有机整体，一个部位患病，其他部位也可能受到影响，很多时候就是靠着血液系统这条人体的"大运河"播散。营养物质和氧气靠血液系统运送到全身各处，结核杆菌也会借助这条"大运河"播散到全身，最主要的目的地是肾。血行传播是目前医学上公认的肾结核最主要和最常见的患病途径（图30）。一旦肾患了结核，下一步就会从上至下经由尿路在泌尿系统内蔓延、扩散，到达输尿管、膀胱、尿道以及男性的生殖系统。由于女性的生殖系统和泌尿系统是完全分开的，所以女性即使泌尿系统有结核，生殖系统也不容易被感染。

结核分枝杆菌到达肾后，就会像白蚁一样一点一点地吃掉肾，从最开始的一点点"虫蚀样"改变，接着肾会形成结核"空洞"，最后肾就剩下一个空空的"皮囊"了。这些变化都是静悄悄的，患者很少有腰痛、腰酸的症状，很多人看病时肾都彻底坏掉了还不自知。其实，肾结核是有一些早期信号的，比如尿频、尿急、尿痛等膀胱刺激征。

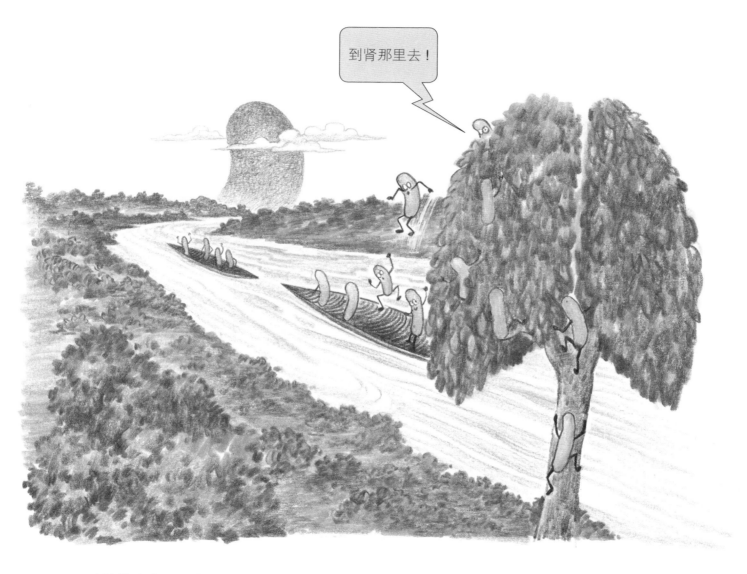

图 30. 肺结核痊愈后，有些结核分枝杆菌潜伏下来。当人体抵抗力下降时，结核分枝杆菌通过血液系统播散到肾。

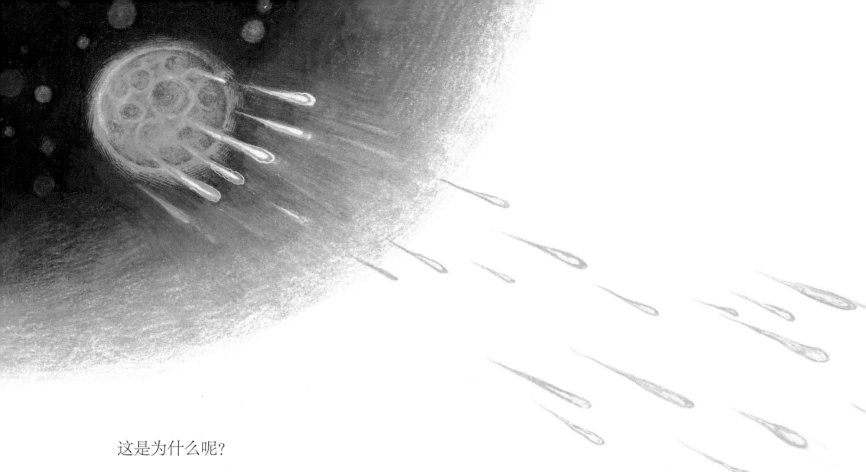

这是为什么呢？

因为肾内的结核分枝杆菌顺尿路从上到下排入膀胱内，造成了膀胱黏膜的炎症，所以会出现尿频，无论在白天还是夜晚，排尿次数都会明显增多，可由正常的每天数次增加到数十次，严重的每小时都要排尿数次，甚至出现了尿液不受控制自动排出的失禁现象。除了尿频，还会出现尿急、尿痛等症状。普通的泌尿系统感染也会有这些膀胱刺激症状，肾结核发病初期不太好区别是普通感染还是结核感染。所以，当泌尿系统感染久治不愈或者治好后又反复出现时，就需要格外警惕泌尿系统结核了！肾结核虽然病变在肾，但症状表现却在膀胱（图 31）。

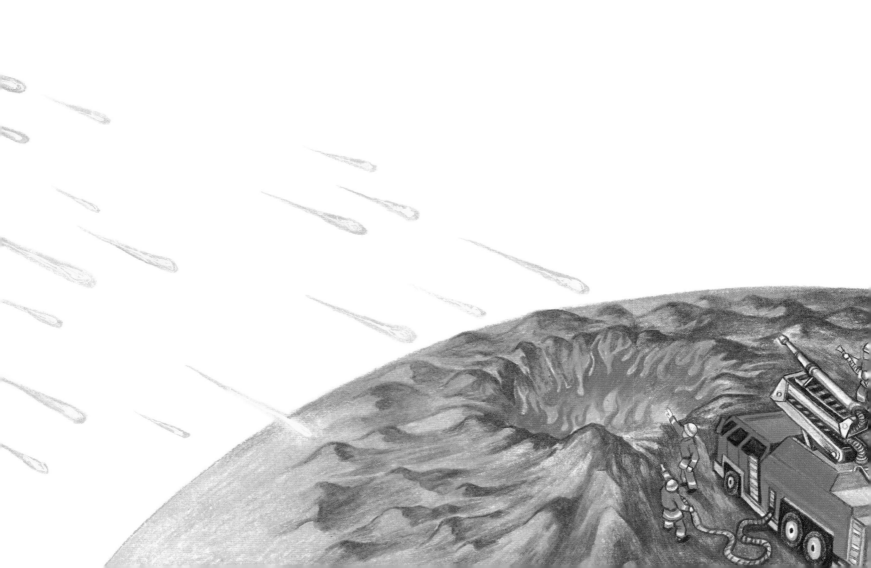

图 31. 肾结核病变在肾，症状在膀胱。治疗肾结核引起的尿频、尿急、尿痛等尿路刺激症状，不能像对待普通的膀胱炎一样只治膀胱。肾结核的病因在肾，应该先治肾。

肾结核的患者还会伴有血尿，多为轻度的肉眼血尿或为显微镜下才能观察到的血尿。另外，由于结核分枝杆菌在泌尿系统引起的炎症反应，造成组织的破坏，尿液中混入了大量的脓细胞和干酪样物质，使尿液变得浑浊不清。

　　然而，值得注意的是，肺结核有发热、消瘦、乏力、盗汗等结核中毒全身症状，泌尿系统结核却并不明显。所以，肾结核是在静悄悄地"害命"。肾结核根本就没有所谓"肾痛"，只有尿频、尿急、尿痛、血尿等症状，如果按照"头痛医头，脚痛医脚"的方法，很多的早期肾结核就会被误以为是普通的膀胱炎，从而贻误了宝贵的治疗时机。

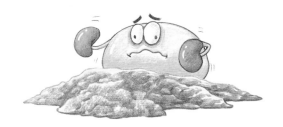

11

前列腺炎——男性特有的泌尿系统感染

有一段相声：

话说最大的县在哪？

应该非"前列"县莫属了。

"前列"县？没听说过啊！

男性都有前列腺，按照中国总人口的一半计算，怎么也有六亿前列腺（县）。

所以"前列"腺称得上是最大的"腺（县）"了！

那前列腺最喜欢什么？

发言！

发言？

前列腺最喜欢发炎（言），前列腺要是发起炎（言）来可没完没了……

这段笑话形象地说明了前列腺炎危害之广。统计表明，50% 的男性一生中可能会受到前列腺炎的困扰（图 32）。

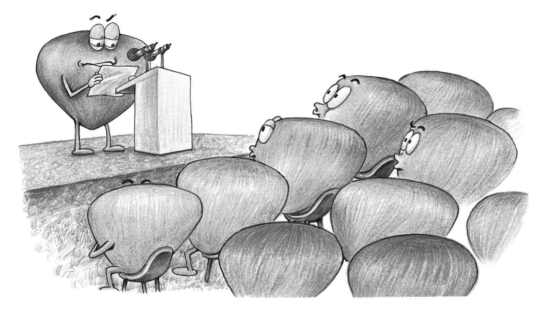

图 32. 50% 的男性在一生中前列腺可能会发炎（言）。

　　什么是前列腺炎？前列腺炎是指前列腺受到致病微生物感染或某些非感染因素刺激而出现的睾丸或者盆腔如小腹部、会阴部等处疼痛或不适，排尿异常如尿频、尿急、排尿困难等临床表现。多见于成年男性，一般分为急性前列腺炎和慢性前列腺炎两类。

　　首先，我们看看诊断前列腺炎需要做哪些检查?

　　1. 前列腺液分析：医生通过按摩前列腺收集前列腺液做常规分析，主要包括 pH 值、卵磷脂小体（越少越不好）、白细胞（越多越不好），并做真菌、滴虫检查。

2. 前列腺指诊：主要了解前列腺的大小、质地，是否有结节，中央沟是否变浅或消失，是否有波动感等。前列腺有炎症时，有时腺体会有轻度压痛。

3. 超声检查：主要是检查前列腺大小、前列腺包膜是否光滑，回声是否均匀。

前列腺炎还可以分成哪些种类呢？

传统分类将前列腺炎分为急性前列腺炎和慢性前列腺炎；又可根据不同的病原微生物感染分为细菌性、非细菌性等。这种分类方法虽然临床上已经使用了很多年，但其不足之处也逐渐显现。为此，1995 年，美国国立卫生研究院在以往分类的基础上提出新的分类方法。

Ⅰ型：相当于急性细菌性前列腺炎。是前列腺的急性感染，致病菌主要为大肠埃希菌，主要表现为发热和尿频、尿急、尿痛等症状。

Ⅱ型：相当于慢性细菌性前列腺炎。以反复发作泌尿系感染为特征的慢性前列腺炎感染。目前许多慢性前列腺炎患者的前列腺液培养中出现革兰阴性细菌，其中以葡萄球菌居多。

Ⅲ型：即慢性前列腺炎/慢性骨盆疼痛综合征。Ⅲ型前列腺炎是临床最为常见的类型，约占慢性前列腺炎的 90% 以上。患者以盆腔疼痛如小腹、会阴、睾丸等处不适或疼痛为主症，可伴排尿异常和性功能下降症状。原因非常复杂，可能有致病病原体，也可能与精神心理因素、神经内分泌因素、免疫反应等有关，至今没有统一定论。

Ⅳ型：无症状性前列腺炎。没有任何症状，只是在前列腺液、精液、前列腺组织活检及前列腺切除标本的病理检查等时发现炎症证据。

前列腺炎的成因非常复杂，有的有明确的致病微生物，有些找不到微生物的任何蛛丝马迹，还可能涉及复杂的病理生理改变（图 33）。无论如何，前列腺炎与人体体质下降和不良生活习惯均

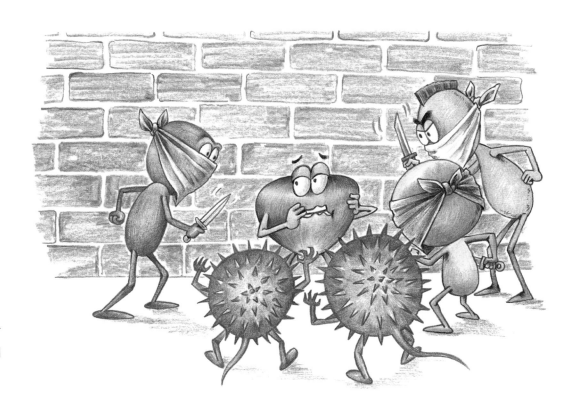

图 33. 前列腺炎的病因包括致病病原体，还有很多未知的病理生理改变。

60

有关系，例如吸烟、饮酒、受凉、疲劳、喜欢吃辛辣食品、久坐等引起前列腺长时间充血。预防前列腺炎，应该从改变不良生活习惯开始，少饮酒，少吃辛辣食品，少久坐，多运动，让最大的腺（县）少发炎（言）（图34）！

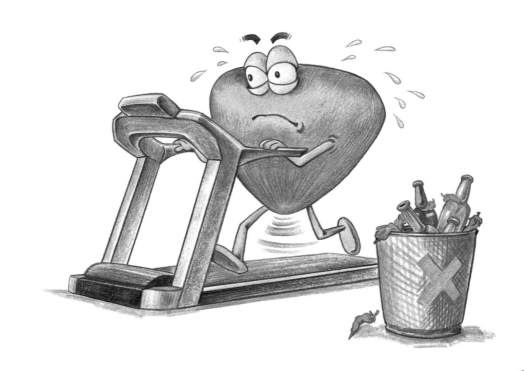

图 34. 少饮酒，少吃辛辣食品，少久坐，多运动，预防前列腺炎。

12

包皮该不该切？

　　谈到包皮时大家最关心的就是该不该切了。现在大量的广告肆意宣称包皮环切手术有百利而无一害，近些年甚至掀起了毕业季大批高中生一起相约做包皮环切的浪潮，着实令人惊讶。今天我们就来聊聊包皮到底该不该切。

　　首先,什么是包皮呢？包皮就是男性阴茎头上薄薄的那层皮。在婴幼儿时期，阴茎头非常娇嫩，包皮起到很好的保护作用（图35）。到了成年以后这个作用就逐渐减弱了，但是还有其他作用，比如说可以保持龟头表面柔软湿润和敏感，在性生活时还有缓冲作用。必要时还是尿道手术或烫伤补皮时的绝佳材料来源。所以说包皮对于阴茎头而言是有保护作用的，绝对不是像街头电线杆小广告或者深夜广播中所宣称的包皮对男性一无是处，甚至还会引起男性性功能障碍如早泄等问题。正常的包皮不会对男性性功能有任何影响。只有包皮发生了炎症，出现了包茎，即包皮包住阴茎头不能上翻，才有可能影响性功能。所以不必过分担忧，盲目地为了增强性功能而去行包皮环切手术，其实是达不到目的的。

图 35. 小孩多为包皮过长，随着年龄的增长，到青春期后，包皮逐渐上翻，露出阴茎头。

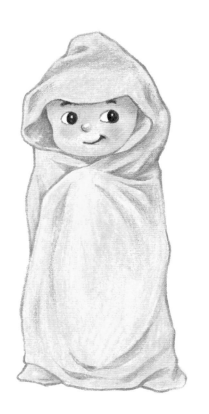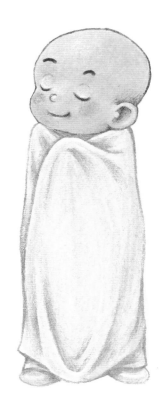

　　那么包皮在什么情况下才需要考虑手术切除呢？简而言之，就是包皮的存在已经影响到正常的生活，这时候我们就需要考虑切除包皮了。这种情况就是上面提到的包茎（图36），顾名思义就是包皮开口过小，当阴茎完全勃起时包皮仍然包裹全部或部分阴茎头并影响正常的性生活。包茎一般是无法自己通过手翻开包皮的，一则疼痛难忍，二则强行上翻后狭窄环有可能卡住阴茎，造成阴

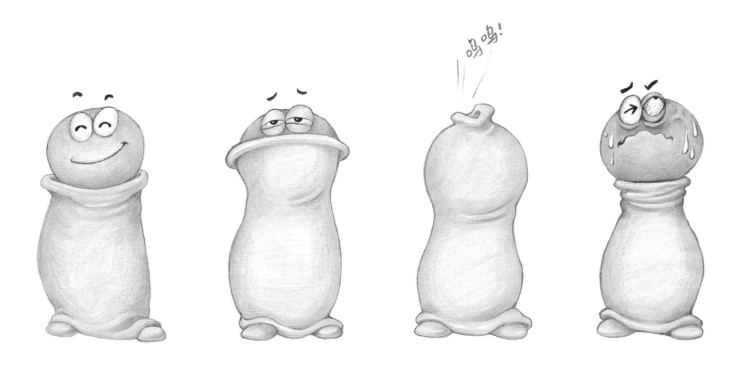

图 36. 正常包皮、包皮过长、包茎、包皮嵌顿示意图。

茎缺血，即阴茎嵌顿。所以，只有包茎才需要手术，而且有医学证明，包茎的患者要在 15 岁以前手术，15 岁以后手术不能减少阴茎癌的发生风险。

那什么叫包皮过长呢？正常情况下，当阴茎松弛的时候包皮可能会覆盖阴茎头的全部或部分，不同的人覆盖范围会有所不同。当阴茎完全勃起时，阴茎头可以全部露出。只要用手可以将包皮很容易翻上去露出阴茎头，这就是包皮过长。这与包茎是两种截然不同的情况。

包皮过长者没有必要做手术，但是必须注意包皮的清洁。包皮的日常定期清洁至关重要，因为包皮分泌物如果长期不清理会堆积形成包皮垢，极易滋生细菌和形成包茎，甚至增加罹患阴茎癌的风险。最好的做法是：小便时上翻包皮，使尿液不和包皮接触，减少形成包皮垢的风险，小便完毕将包皮复原，盖住阴茎头。每日洗澡时上翻包皮，用清水冲洗，洗澡后将包皮复原（图37）。

　　只要我们用科学的方法对待包皮，包皮自然就不会被疾病骚扰了！

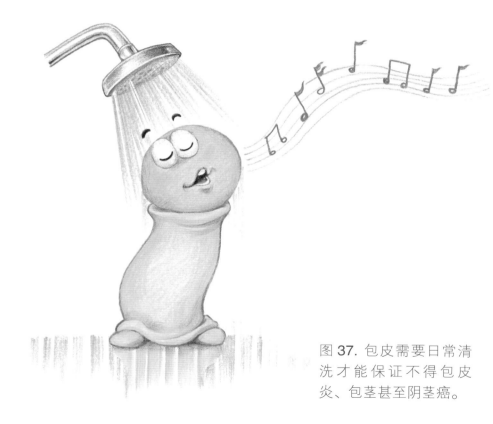

图 37. 包皮需要日常清洗才能保证不得包皮炎、包茎甚至阴茎癌。

13

此路不通——肾盂输尿管连接部梗阻

泌尿系统的主要功能是产生、输送、储存和排出尿液。肾是产生尿液的器官，输尿管负责输送尿液，膀胱能够储存尿液，尿道是排出尿液的通道。它们各司其职、恪尽职守。其中，输尿管的作用不可小觑，它的距离最长，它的蠕动能够将肾产生的尿液源源不断地输送到膀胱。这一过程看似简单，实则路途遥远，艰难险阻困难重重。

输尿管本身不宽，直径5~7毫米，全长25~35厘米，"狭窄幽长一线天"，最狭窄的地方有三处：上狭窄——位于肾盂输尿管连接部，中狭窄——位于输尿管跨髂血管处，下狭窄——指输尿管进入膀胱的地方。其中最常见的狭窄是上狭窄——肾盂输尿管连接部狭窄。

肾盂输尿管连接部梗阻是临床上较为常见的一种泌尿系统梗阻。原因多样：有的是肾盂输尿管连接部狭窄，有的是输尿管被前方异常走行的血管压迫等。正常生理情况下，肾生成的尿液在漏斗状的肾盂处进行汇合，并且有序地汇入狭窄而细长的输尿管。为何如此大量的尿液一拥而入却没造成"交通堵塞"呢，那是因为在肾盂输尿管连接部这个交通要塞上有训练有素的"交警"进行 24 小时不间断指挥。这些"交警"就是输尿管上的肌纤维细胞，能够从上而下有节律地收缩，将尿液根据到达先后进行分组编队，指挥尿液依次通过输尿管，不会发生拥堵，保证一路通畅（图 38）。

如果由于各种原因导致"交警"不能正常工作或者原本已经很狭窄的道路遭到挤压，肾盂输尿管连接部就会发生拥堵，大量尿液不能有序进入输尿管，从而出现肾盂扩张。临床上常见以下三种情况：

第一种情况是肾盂输尿管连接部本身先天性狭窄，尿液排出不畅，容易产生肾积水。治疗的方法需要切掉病变的肾盂输尿管连接部，重新吻合输尿管（图 39）。

第二种情况是输尿管本身无明显狭窄，但输尿管上负责指挥交通的肌纤维细胞不健康，不能有节律地收缩，尿液不能有节律地通过，最终也会引起肾积水（图 40）。治疗的方法同上，也需要切掉病变的肾盂输尿管连接部，重新吻合输尿管。

第三种情况是输尿管被前方异常走行的血管压迫，被动受压变窄，继而引起肾积水（图 41）。这个异常走行的血管虽然位置不正常，但它仍会给肾供应一部分血液，所以不能轻易切断。手术只能切断输尿管，将输尿管放在血管的前方，重新吻合输尿管，这样才不会互相干扰。

尿流不通畅、肾积水的情况下人就会出现腰痛。流水不腐，户枢不蠹，长期积水容易引起感染，最终形成脓肾（图 42）。脓肾，又叫做肾积脓，是一种严重的肾化脓性感染，大量的肾组织被微

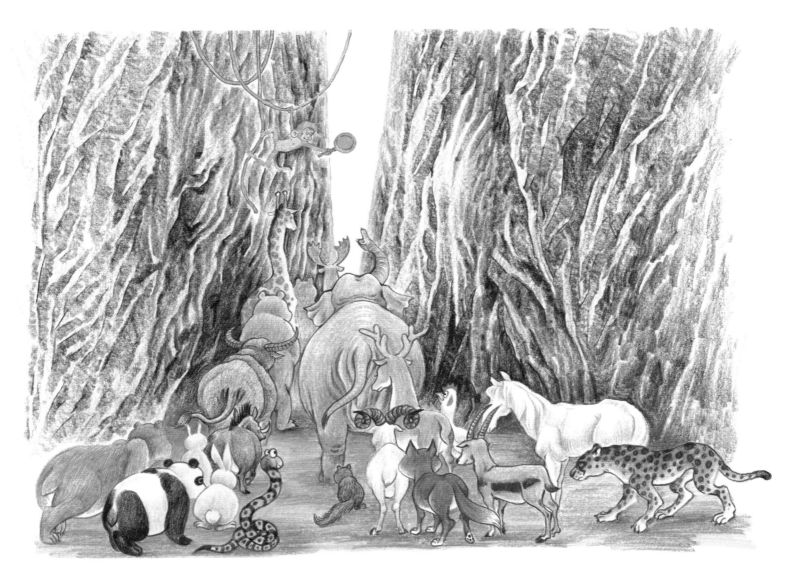

图 38. 输尿管上的肌纤维细胞能够发出有节律的交通信号，将尿液根据到达先后进行分组编队，指挥尿液依次通过输尿管，不会发生堵塞，保证一路通畅。

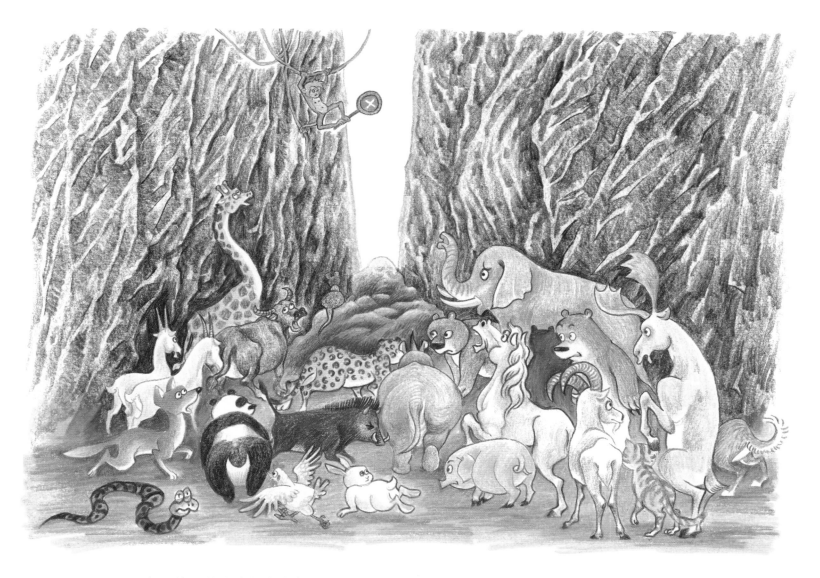

图 39. 肾盂输尿管连接部本身有先天性狭窄，像石堆堵住了去路，尿液排出不畅，产生肾积水。

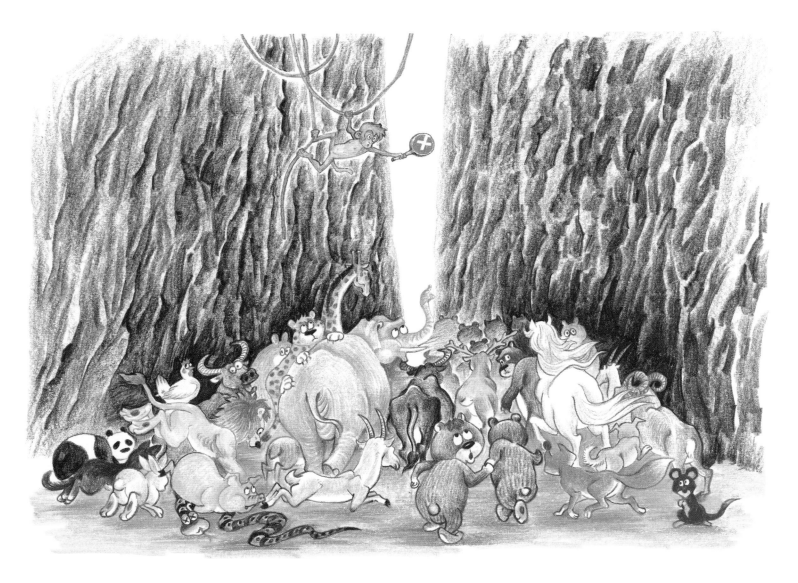

图 40. 输尿管上负责指挥"交通"的肌纤维细胞不健康，就像交通灯坏了，不能指挥尿液有序地通过，也会引起肾积水。

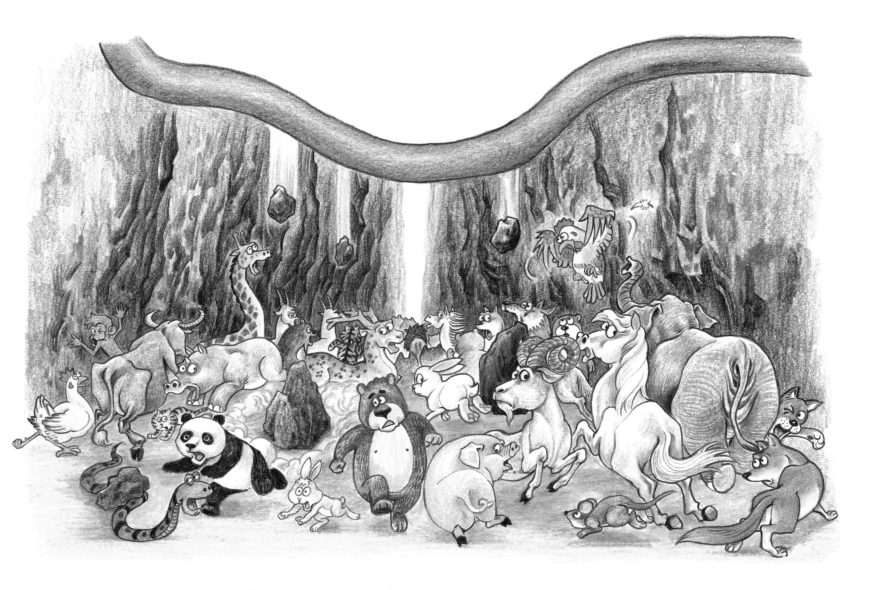

图 41. 输尿管前方被多出来的血管压迫，受压变窄，继而产生肾积水。

生物破坏，形成一个脓腔。脓肾最主要的症状就是全身的感染中毒症状，比如发烧、虚弱无力、消瘦以及贫血等，另外还有局部的肾相关症状，如腰痛、肾肿大等。对于脓肾，在肾积水阶段就及早发现并予以治疗，可以防止患者出现肾功能永久性损伤和败血症，否则发展成脓肾就需要肾造瘘或切除肾来控制感染了。

　　定期体检中的超声检查可以发现有无肾积水。如果有，请及时去泌尿外科就诊，以免延误最佳治疗时机。进一步需要做泌尿系统 CT 检查，能够发现有无输尿管梗阻等问题。此外，如果有反复的泌尿系统感染尤其是肾盂肾炎也应引起重视，应检查是否存在肾盂输尿管连接部梗阻。针对引起肾盂输尿管连接部梗阻的原因采取相应措施，防止肾积水发展成脓肾。

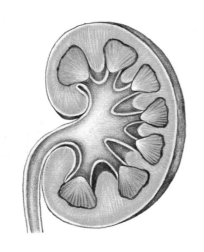 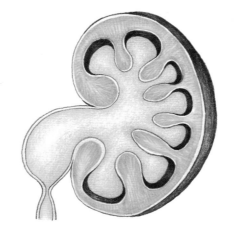

图 42. 正常肾和脓肾。因为肾盂输尿管连接部梗阻引发肾积水，继而诱发感染，感染达到严重程度就成为脓肾。

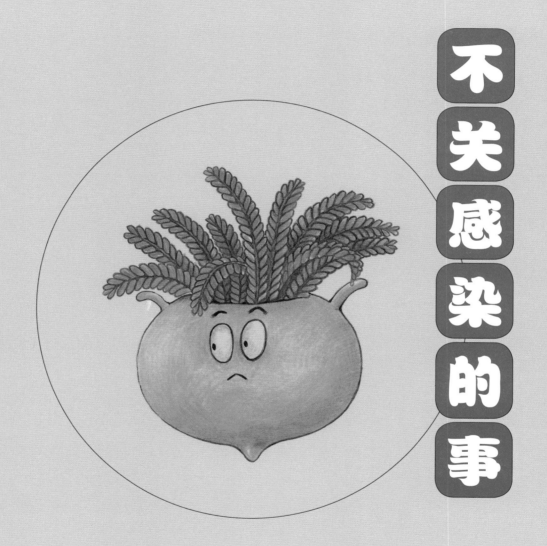

不关感染的事

14

此"炎"非彼"炎"——肾炎与泌尿系统感染

泌尿系统感染是泌尿系统最为常见的疾病之一，尤其对于女性而言，几乎是一生中必然会得的一种疾病。而肾（图43）作为泌尿系统非常重要的器官，常说的肾炎是不是就是泌尿系统感染呢？那可不一定哦！这个问题很重要，因

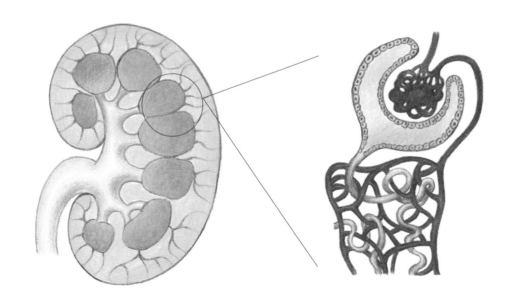

图 43. 肾的解剖结构图：大管道——肾盏、肾盂，小管道——肾小球、肾小管。

为泌尿系统感染就有可能用抗生素，不是泌尿系统感染就不要用抗生素。

我们先来了解一下肾的解剖结构和生理功能，其实肾的绝大部分功能是由肾皮质和肾髓质内的无数个肾小球和肾小管完成的，包括过滤血液中的代谢废物以及重吸收有用的电解质等，最终生成了尿液，通过肾盏、肾盂收集后，经输尿管、膀胱、尿道排出体外。简单来说，肾分为只能通过分子的小管道——肾小球、肾小管，排泄尿液的大管道——肾盏、肾盂。

由于肾生理结构的特点，肾炎的种类也根据炎症的部位大致分为肾小球肾炎、间质性肾炎和肾盂肾炎等。医学上的炎症不仅局限于我们日常所说的由细菌导致的感染性炎症，还包括了由机体自身免疫所引起的一些炎症反应，尤其是肾小球肾炎，此类炎症与细菌微生物无关。

泌尿系统感染最常见的方式是细菌从尿道、膀胱通过输尿管上行至肾盂，再侵入肾实质的途径进行感染，约占95%（图44）。尿道是与外界相通的腔道，尿道外口有大量的细菌寄居。在正常情况下，尿道及自身防御能力使得尿道与细菌间维持平衡状态，不会引起尿路感染。但是当机体抵抗力下降、尿道黏膜有损伤或者细菌毒力较大时，细菌就较容易通过尿道逆行侵袭膀胱和肾，造成感染。而且由于女性的尿道口靠近肛门、阴道，尿道较男性更宽更短，极易被粪便及阴道分泌物污染而发生尿路感染。其他的感染方式还包括通过血液或者淋巴道感染泌尿系统，不过不太常见。

所以肾炎不一定都是泌尿系统感染，只有肾盂肾炎才是泌尿系统感染，肾小球肾炎不是泌尿系统感染（图45）。肾盂肾炎是由于细菌通过尿路上行至肾盂并引发感染，足以说明细菌的毒力较强、数量较多，对机体造成的伤害也会较重，症状往往比一般的尿路感染要严重。通常表现为发热，体

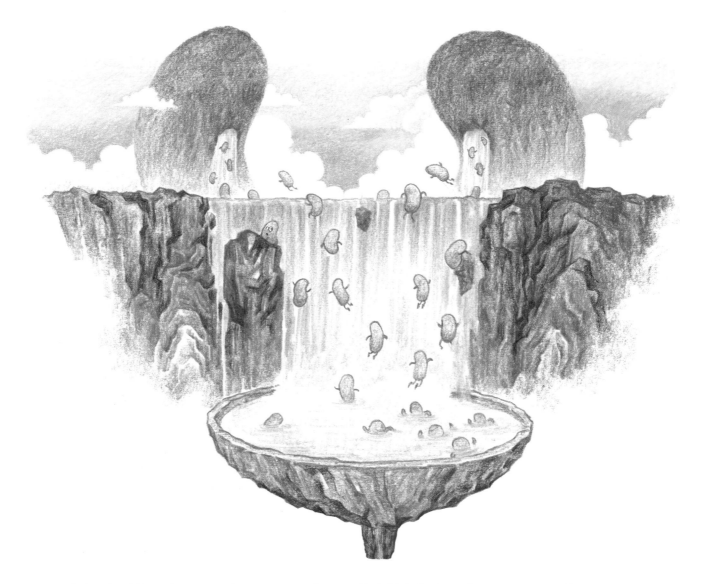

图 44. 泌尿系统上行感染示意图：尿液从上而下，但是细菌等微生物从尿道进入膀胱，顺着输尿管逆流而上感染肾。

温可达 39~40℃，全身无力、食欲缺乏（食欲不振）、腰痛。有些还会伴有下尿路感染的尿路刺激症状如尿频、尿急、尿痛等。如果有上述这些症状就要高度警惕是否患有肾盂肾炎了，需要及时去泌尿外科就诊治疗。肾小球肾炎是一种免疫反应，一般没有发热症状，更不会有尿频、尿急、尿痛等症状，多表现为水肿、蛋白尿、血尿、高血压等，如果不及时治疗对人体的危害更大。

在日常生活中，为了减少尿路感染的发生，应该多喝水以冲洗尿路中的细菌；不要憋尿；勤换内裤和卫生巾；女性排便后，应从前向后擦拭肛门；性生活前后，男女均应清洗会阴区，并在性生活后立即排尿，冲刷尿道。

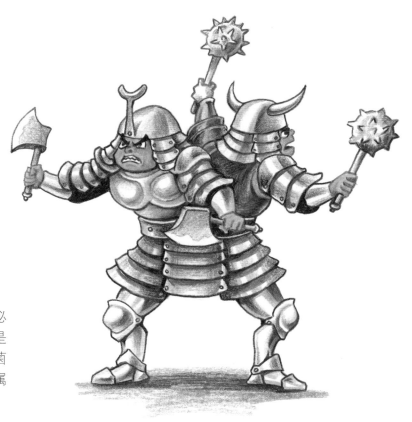

图 45. 肾炎与泌尿系统感染的关系：肾炎与泌尿系统感染有区别也有重叠，泌尿系统感染是由细菌等微生物引起，一般的肾炎并不是细菌微生物感染引起，只有肾盂肾炎既是肾炎又属于泌尿系统感染。

15

笑尿了为哪般？——几种类型的尿失禁

我们在形容某个笑话很有趣时会说"笑尿了"。这三个字很形象地说明了一种病理生理过程，具体叫做"尿失禁"。排尿是受人体意识控制的，人能有意识地排尿。在特殊情况下，比如大笑、咳嗽时，尿液会不受意识控制地自尿道漏出，叫做尿失禁。

尿失禁具体分为几种呢（图46）？

第一种尿失禁就是真性尿失禁，顾名思义就是真正的尿失禁了。原因是由于排尿的阀门——膀胱括约肌受到了损伤，或者因神经功能障碍，膀胱括约肌丧失了控制尿液的能力，无论患者是什么样的姿势尿液随时都会不自主地持续从尿道流出。就像水龙头的阀门坏了一样，自来水"哗哗"往外流。这种情况多见于骨盆骨折外伤、根治性前列腺切除术或者经尿道前列腺电切术后的部分患者。

第二种为压力性尿失禁，平时不漏尿，只有咳嗽、打喷嚏、大笑或运动使腹腔内压力升高时，尿液突然自尿道溢出。这是因为在做上述动作时，腹腔内压力瞬间上升以至超过了尿道阻力，导致少量尿液突然漏出（图47）。压力性尿失禁在经产妇女或绝经后妇女较为常见。平时尚能控制尿液，而在咳嗽大笑等腹腔内压骤增时出现尿失禁，严重时只能在平卧位或者坐位才不漏尿。主要原因是由于阴道前壁的支撑力减弱，膀胱底部下垂，盆底肌肉出现功能障碍。这些患

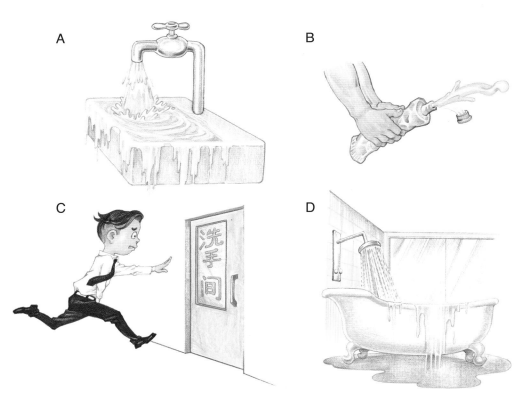

图 46. 四种常见尿失禁图解，依次为：
A. 真性尿失禁（尿道括约肌毁损，尿液完全控制不住）。
B. 压力性尿失禁（控尿的括约肌经受不住腹腔过大的压力）。
C. 急迫性尿失禁（炎症刺激膀胱，憋不住尿）。
D. 充盈性尿失禁（膀胱里的尿液太多了，从尿道流了出来）。

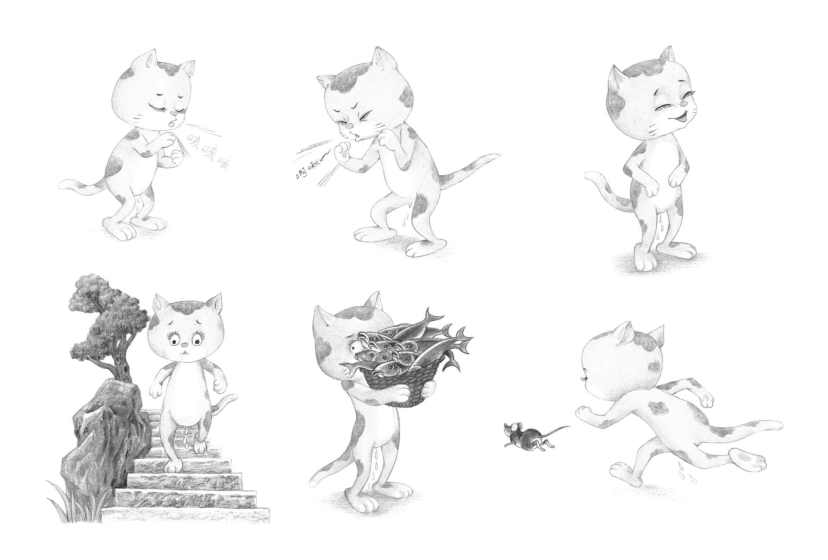

图 47. 几种常见的压力性尿失禁诱因：咳嗽、打喷嚏、大笑、下楼梯、搬重物、跑步运动。

者一般也同时患有痔疮。适当进行盆底肌肉锻炼有助于缓解症状。

第三种是急迫性尿失禁，指的是在有急迫的排尿感觉后，还没到厕所，尿液快速溢出。这种症状常与膀胱炎症有关。精神紧张、焦虑也可能会引起急迫性尿失禁。一般药物治疗可以得到良好的治疗效果，症状也会得到缓解。

第四种称为充盈性尿失禁，也叫作假性尿失禁，主要是由于潴留在膀胱的尿液过多，膀胱没有空间继续储存，只能通过尿道溢出。一般发生在前列腺增生症、神经源性膀胱功能障碍等患者。患者的膀胱膨胀是逐渐发生的，残余尿量逐渐增加，当膀胱尿液胀满到一定程度，就有一些尿液溢出，尿液滴沥不尽。这种现象多发生在夜间，此时患者的控尿能力与白天相比有所减弱。这种充盈性尿失禁如果是由于前列腺增生梗阻引起，接受了前列腺手术后会改善症状；如果是膀胱本身的收缩出了问题，治疗起来就比较棘手了。

一旦得了无论是哪种类型的尿失禁，对生活和工作的影响还是很大的，应该积极寻求治疗。平时要养成良好的排尿习惯，不要憋尿，适当的盆底锻炼、收缩肛门对于控尿很有帮助。

16

多动的膀胱——膀胱过度活动症

有的孩子文静，大家夸他 / 她稳重；有的孩子喜动，大家夸他 / 她活泼。你知道还有一些过于多动的孩子吗？他 / 她们注意短暂，活动过多，情绪容易冲动，是一种疾病状态，称为"注意缺陷障碍"，又称"多动症"，往往没有引起家长的足够重视。

同样，正常人体的膀胱则兼具稳重和活泼的特质：储存尿液时，随着尿液的增多膀胱容量不断扩大，安静稳重地应对——"静如处子"；需要排出尿液时，膀胱肌肉"动如脱兔"般发动收缩，"哗"的一声将尿排得干干净净。不过，膀胱也有"多动"的时候：频繁地收缩，不到排尿时也出现收缩，表现为尿急、尿频等症状，与小孩多动症一样是一种疾病状态，医学上称为"膀胱过度活动症"（overactive bladder, OAB）。

大家对这个名词可能比较陌生的。近几年的调查显示膀胱过度活动症的患病率不断升高，估计在中国有超过 1 亿人受到此病的困扰，此病对生活质量的影响甚至超过了更为常见的高血压和糖尿病。但是，只有大约一半的患者会去医院就诊接受治疗。

膀胱过度活动症是如何产生的呢？

人的身体将肾产生的尿液暂时储存在膀胱之中，当贮尿量超过一定程度时，随着膀胱内压力升高，通过一系列复杂的神经信号活动，由骶神经指挥膀胱周围的逼尿肌开始收缩，同时尿道打开，最终将尿液排出体外。如果上述的神经信号活动出现故障，膀胱还未充满时，逼尿肌就提前接收到了收缩的神经信号，患者就会出现无征兆的，不可预测的尿急、尿频的症状，严重时会尿湿裤子，对生活、工作带来了相当大的影响（图48）。

膀胱过度活动症细分为两种类型：干式和湿式。如果患者有尿急、尿频的症状，但还能控制这种急迫感，能够及时去卫生间解决排尿问题，称为"干式"类型；如果出现突然且非常强烈的尿意后无法控制，出现"尿裤子"的现象，则称为"湿式"类型。

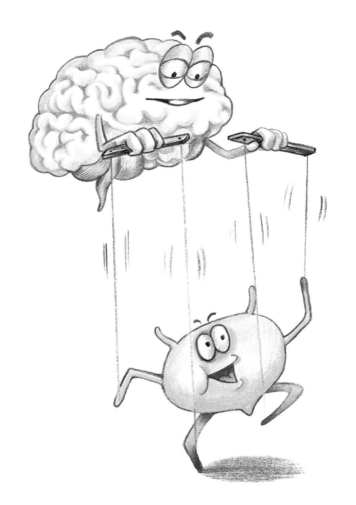

图 48. "多动"的膀胱——膀胱过度活动症：异常的神经信号指挥膀胱收缩，患者出现尿急、尿频等症状。

在工作生活中尿湿裤子！太尴尬了！引发膀胱过度活动症的病因是什么呢？不太明确。但目前研究较为清楚的病因主要包括：①膀胱逼尿肌不稳定，出现无意识的自主收缩；②膀胱的感觉过度敏感，跟"含羞草"似的受到轻微的刺激，就会出现排尿欲（图49）；③尿道及盆底肌的功能异常。不过，急性尿路感染也会引起尿频、尿急，并不包括在膀胱过度活动症的范畴中。

有什么预防和治疗措施吗？

戒酒、戒辣、戒咖啡。同时，最好多加练习提肛运动，锻炼及增强盆底肌肉控制排尿的能力。如果症状还不缓解，则需要开始接受口服药物的治疗。托特罗定、索利那新等药物能够放松膀胱的肌肉，缓解尿急、尿频症状。一般通过改变生活习惯和药物治疗，大多数病情都可以缓解。对于少数症状不缓解的严重患者，可以放置类似心脏起搏器的装置刺激骶神经，重新将膀胱的收缩管控起来，称为"膀胱起搏器"治疗。

总之，得了膀胱过度活动症的膀胱如同患了多动症的孩子，是一种疾病状态，需要引起大家的重视和关爱。通过积极的治疗，能够取得好的效果。

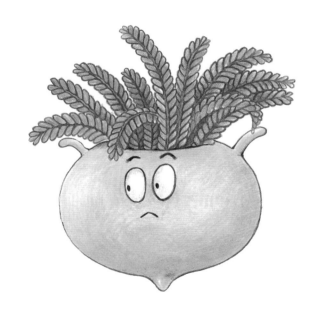

图 49. 膀胱过度活动症的病因之一——膀胱的感觉过度敏感，像含羞草一样稍一刺激就收缩。

17

尿毒症是尿中有毒吗？

毒——这个字很具有心理冲击性。毒液、毒素、中毒、毒发身亡，多么可怕的后果！对于泌尿系统疾病而言，最"毒"之病莫过于尿毒症了。尿毒症，不治之症，需要终身透析。尿毒症真是尿液中有毒吗？尿毒症有什么症状？需要怎么治疗？可以预防吗？这需要从肾的功能说起。

人体生存需要从食物中获得营养，从空气中获得氧气，还要不断地补充水分。每个细胞都要进行新陈代谢，在自我更新的过程中产生代谢废物，包括尿素、尿胆原、钾离子、钙离子等。这些废物统统被毛细血管网带到大的血液循环系统中。如何排出人体呢？当然主要是通过肾由尿液排出人体。肾之于人体，就像垃圾处理厂之于城市，发挥过滤、净化、解毒的作用。当垃圾处理厂设备老化，无法胜任城市的需要时，过多的垃圾就会在城市里堆积如山；当肾功能不全，体内的毒素就无法完全通过尿液等排出，同样在血管中会"堆积如山"，最后的结果就是尿毒症。所以，尿毒症并不是尿中有毒，而是血中有毒（图50）。

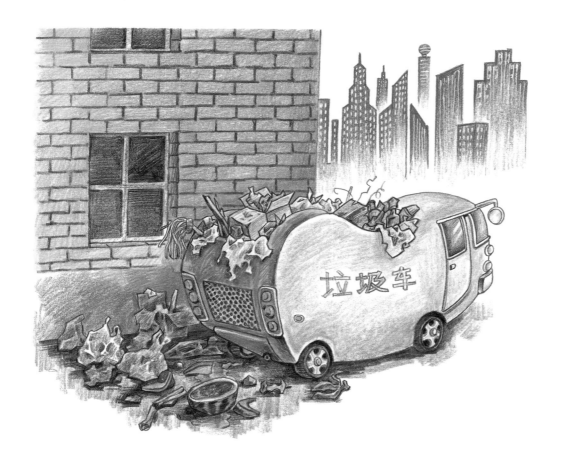

图 50. 肾之于人体，就像垃圾处理厂之于城市，起到过滤、净化、解毒的作用。肾若是不能工作，血液中的毒素就会积聚，造成尿毒症。

　　尿毒症究竟有哪些症状呢？尿毒症是肾衰竭的最严重阶段。这时由于体内大量的毒性物质堆积，对全身各个系统都会造成较为严重的损伤。例如，心脏会出现心律失常、心力衰竭；呼吸系统会出现肺水肿，呼出的气体会有尿味；血液系统方面因为缺乏肾的造血因子，会出现贫血和易出血；神

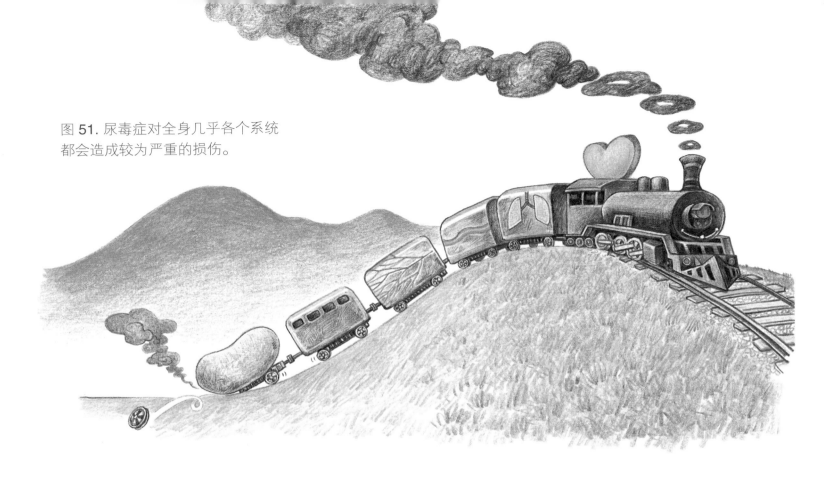

图 51. 尿毒症对全身几乎各个系统都会造成较为严重的损伤。

经肌肉系统方面会出现记忆力减退、手脚麻木。总之，尿毒症不光是血液系统中毒，全身各个系统都会受到拖累（图 51）。

　　既然尿毒症这么严重，现代临床医学有没有有效的治疗手段呢？有两种方法：第一是用"人工肾"，就是透析治疗，依靠体外透析机器将体液过滤一遍，去除毒性代谢废物后回输入体内；第二就是"换肾"，即肾移植。

88

图 52. 血液透析的工作原理：把血液抽出体外，经过血液透析机的渗透过滤，清除血液中的代谢废物和杂质后，再将净化后的血液重新输回体内，又称"洗肾"。

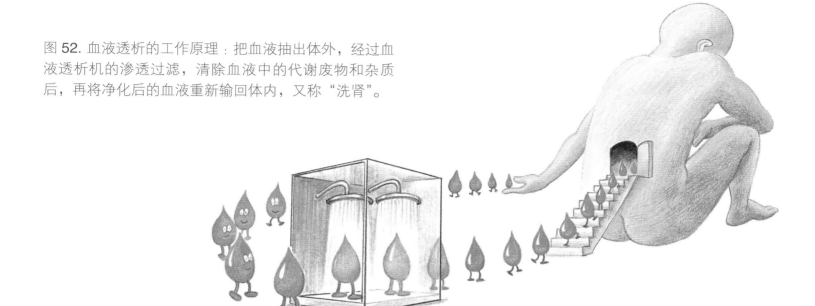

透析治疗又分两种，一种是血液透析（图 52），又叫做"洗肾"，就是把血液抽出体外，经过血液透析机的渗透过滤，清除血液中的代谢废物和杂质后，再将净化后的血液重新输回体内。这种透析方式最为直接、效率高，但患者需要每周去医院 2~3 次，每次半天，无法正常工作。另一种透析方式——腹膜透析在很大程度上就解决了这样的困扰。这种方式利用了人体腹腔内的腹膜作为天然的过滤膜，将体内代谢物过滤到腹腔，最后再引流出人体。这种透析模式只要经过专业医务人员的指导，患者完全可以自行在家里完成全过程操作，甚至还有人带着腹膜透析设备出国旅游。腹膜透析生活质量高、并发症少、医疗花费少，但腹膜透析效率不如血液透析，也不适合糖尿病患者，因为透析液中含有葡萄糖。

最后，针对尿毒症的终极办法就是肾移植了。既然是肾出问题了，重新安装健康的肾，自带"透析机器"效率最高。不过，人体对新的肾有一定的排斥作用，需要终生服用抗排斥药物。

最好的预防尿毒症的办法还是定期体检，不要胡吃海喝，不要服用伤肾的药物，好好呵护自己的肾。

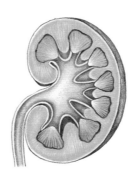

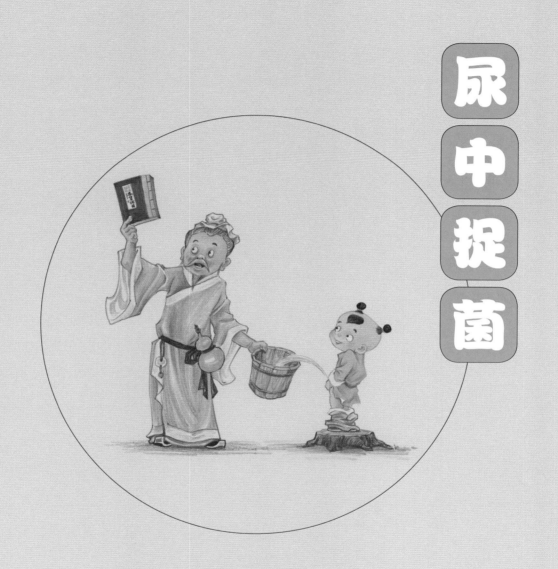

尿中捉菌

18

治疗泌尿系统感染的"兵法"

尿路感染作为常见的泌尿系统疾病，抗菌治疗自然是重中之重。用什么抗生素？怎么用？用多长时间？跟病原微生物交锋，如同打仗，也要讲究策略。

用什么抗生素（图 53）？

治疗泌尿系统感染必须用针对病原微生物的抗生素，做到有的放矢、擒贼擒王，才能大获全胜。在临床实践中，用药依据分为尿细菌培养用药和经验用药。尿细菌培养检查是将尿液接种到培养基上，培养基是细菌的"大鱼大肉"，细菌见此会敞开胃口大吃大喝、大肆繁殖，养得肥头大耳，最终被显微镜逮个正着、现出原形。随后药敏试

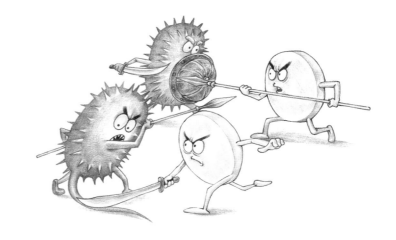

图 53. 用什么抗生素？依靠尿细菌培养结果用药和经验用药，做到有的放矢、擒贼擒王。

验可以测出哪些抗生素对这些细菌有效。这是尿培养检查采用的"诱敌深入"策略，最为准确、可靠。不过，尿培养花费的时间长达 4~5 天，患者不可能光等待、不治疗。所以在尿培养结果出来之前需要经验性用药。按照流行病学常见的泌尿系统感染菌群，选用合适的抗生素进行治疗，就是经验性用药。比如患者有高热，极有可能是革兰阴性杆菌感染，需要选用相应的抗生素。经验性用药和尿培养用药互相配合才能有效地控制泌尿系统感染。

怎么用抗生素？静脉还是口服？

一个原则：能口服尽量口服，能不静脉用药尽量不静脉用药。多数泌尿系统感染口服抗生素即可，少数合并发热的情况，考虑存在肾盂肾炎，会需要静脉用药。

用多长时间的药？

视不同的病情而定。

（1）急性单纯性膀胱炎：治疗建议采用呋喃妥因五日疗法治疗。因为耐药率的增加，原有的复方磺胺甲噁（wù）唑三日疗法不如呋喃妥因五日疗法好，前者只在当地尿路病原菌耐药率不超过 20%，并且近 3 个月没有使用此药物的情况下才可以考虑使用。为保险起见，临床上一般推荐 5~7 天疗程。

（2）急性单纯性肾盂肾炎：轻者口服喹诺酮类药物（环丙沙星，左氧氟沙星），重者需要静脉给药。建议使用抗生素治疗 7~14 天。

（3）复杂性尿路感染：治疗方案取决于疾病的严重程度。除了抗菌药物治疗外，还需同时处理泌尿系统解剖功能异常以及治疗合并的其他潜在性疾病，若有必要还需营养支持治疗。如果病情严重，通常需要住院治疗。治疗通常持续 7~14 天或更久。

（4）肾结核的治疗：必须遵从早期、联合、足量、足期、规律用药的原则。这是因为结核分枝杆菌的耐药性非常强，所以不同于一般泌尿系统感染的用药原则。

抗生素对阵病原微生物，需要"一鼓作气"，服药必须严格遵循医生的医嘱，切忌擅自停药，千万不能"半途而废"（图 54）。在治疗期间还需要注意休息，多饮水，勤排尿。如果出现发热症状可以吃一些易消化、高热量的食物。

泌尿系统感染不可怕，大多数可以痊愈。只要掌握好抗生素使用的"兵法"，就能安全度过泌尿系统感染这一关！

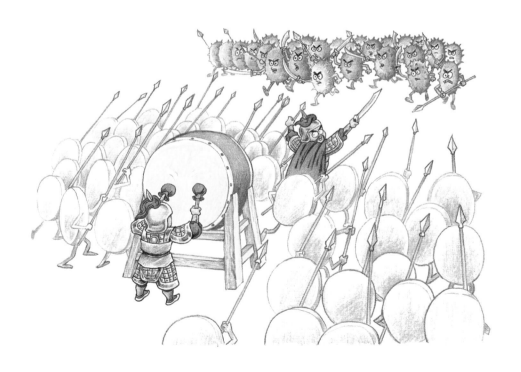

图 54. 泌尿系统感染的抗炎治疗最重要的原则是一定要保证足够的疗程，否则极容易复发。

19

人体泌尿系统的水果"卫士"——蔓越莓

　　说到"莓"，可是水果中的"明星"，常见的有草莓、蓝莓、黑莓、树莓、蔓越莓等。蔓越莓是北美洲仅有的三种本土水果之一，它的英文名字为 cranberry，最初为 crane berry，crane 就是鹤的意思，所以又叫"鹤莓"，主要是因为蔓越莓的花朵与鹤的头部形状十分相似（图 55）。蔓越莓生长在寒冷的北美湿地，只适合栽种在高酸性沙土中。其独特的生长环境和气候，造成了它的产量有限，十分珍贵。因此，蔓越莓有着"北美红宝石"之称。

　　在北美本土的印第安人既将它作为食物，也将其作为一种色彩鲜艳的染料。早在殖民时代，野生蔓越莓就是北美"新大陆"最早出口到英国的特产之一。1677 年，北美殖民地的新英格兰政府给英王进贡北美的本土特产，船上放着两大桶印第安玉米、三千条鳕鱼及三大桶蔓越莓。经过漫长的航行，玉米和鳕鱼都已经腐败变质了，只有蔓越莓以其鲜红的原貌展现在查理二世面前。水手们在长期的海上行船中会随时备有不易腐烂的蔓越莓，依靠它补充维生素 C，预

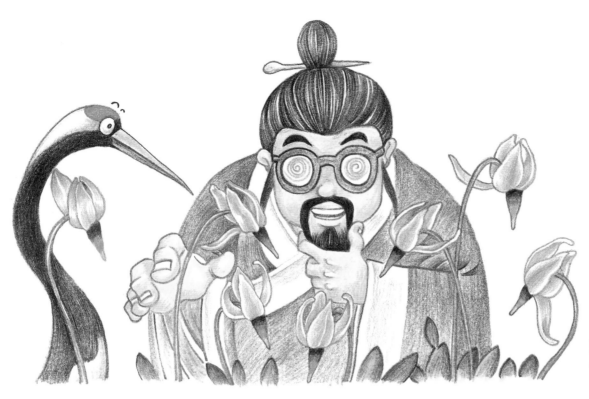

图 55. 吕洞宾骑鹤，对仙鹤和蔓越莓难分真假。

防维生素 C 缺乏所引发的坏血病。如今它被美国家庭热捧，蔓越莓酱配火鸡是感恩节的必备食物。

20 世纪 80 年代，研究发现蔓越莓可以阻止大肠杆菌黏附在膀胱的尿路上皮细胞上，从而可能预防尿路感染。是蔓越莓中维生素 C 的作用吗？很多水果都含有维生素 C，蔓越莓中维生素 C 的含量约为 13.3 mg/100 g，并不算高，甚至还不如我们平时熟知的橘子、菠萝、木瓜等水果中含量高。所以并不是维生素 C 在起抗菌作用。

2000 年左右，科学家终于找出了蔓越莓中阻止大肠杆菌黏附的有效成分——原花色素。原花色素不仅存在于蔓越莓中，也存在于红酒、巧克力和葡萄籽提取物中。蔓越莓中的原花色素除了可以使尿液酸化，影响细菌在尿路生长外，还能够阻止细菌黏附在膀胱及尿道管壁的黏膜上，这种"抗黏附"作用，就好像给细菌穿上了一双"轮滑鞋"，让它无法在膀胱中稳稳立足，只能被尿液冲出体外（图56），最终结果是降低人体泌尿系统感染的发病率。

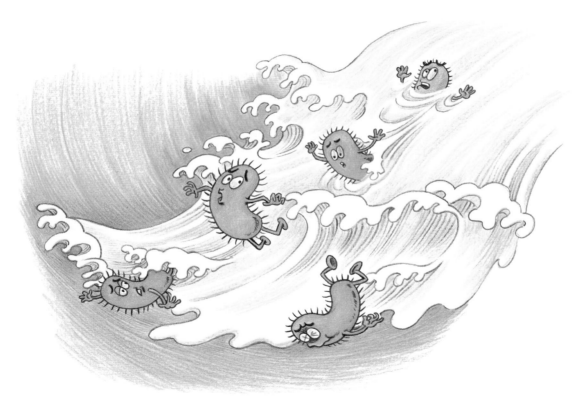

图 56. 蔓越莓中原花色素能够阻止细菌黏附在膀胱及尿道管壁的黏膜上，就好像给细菌穿上了一双"轮滑鞋"，让它无法在膀胱中稳稳立足，只能被尿液冲出体外，最终结果是降低人体泌尿系统感染的发病率。

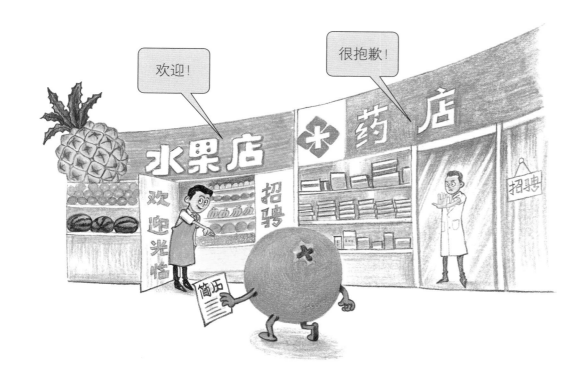

图 57. 蔓越莓的药用效果尚未确定，仅仅把蔓越莓当成预防泌尿系统感染的水果"卫士"就好！

　　不过，目前只有几项小规模试验表明蔓越莓汁能够预防女性泌尿系统反复感染，在大规模的试验中还没有观察到这种作用。所以，目前并不推荐用蔓越莓汁预防泌尿系统感染。已有泌尿系统感染，更不能用蔓越莓治疗。除蔓越莓汁外，另外一种形式的蔓越莓制品——蔓越莓粉末，其内部的活性成分还没有完全测定清楚，评价其预防泌尿系统感染的作用为时尚早。蔓越莓中草酸盐含量较高，泌尿系统结石的患者不可大量服用。所以，不要盲目夸大蔓越莓的抗菌效果，仅仅把蔓越莓当成预防泌尿系统感染的水果"卫士"（图 57）！

20

泌尿系统感染的"元凶"——憋尿

尿液，是人体新陈代谢产生的废水。膀胱，是储存和排出尿液的"下水道"和"水泵"（图58）。人体每个昼夜需要排出的尿液为1000~2000毫升。膀胱的容量约300毫升，需要定时排空，自我净化。正常人在排尿时，不急不频，不痛不痒，排完后有一种轻松舒适的感觉。如果过度地憋尿，等到真正排尿时反而会觉得排尿费力，这是为什么呢?

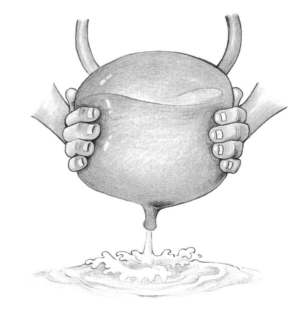

图58. 膀胱是储存和排出尿液的"下水道"和"水泵"。

人体膀胱储存尿液的容量是有一定限度的。在膀胱壁上有很多小的压力感受器，就是为了感受膀胱容量和压力的变化。正常情况下，膀胱内尿量达到 150~250 毫升时，人就会有想要去上厕所的感觉，即产生尿意，但还能忍住；当尿量达到 250~450 毫升时，膀胱壁就处于"一触即发"状态，一旦找到厕所就会开始排尿。此时的膀胱不会感到不适，因此将这个容量称为"膀胱生理性容量"；如果膀胱中的尿液超过了这一生理容量，却强行忍住而不排尿，这时候膀胱内的压力继续升高，膀胱壁发生过度的扩张，使腹部产生膨胀、压迫，甚至疼痛的感觉，即所谓的"憋尿"，在医学上称之为强制性尿液滞留（图 59）。如果这时候才开始排尿，膀胱壁由于过度扩张，收缩回复起来格外费力，就如同过度吹大的气球不易回复到原来大小一样，所以会出现排尿困难，甚至尿不出来的情况。

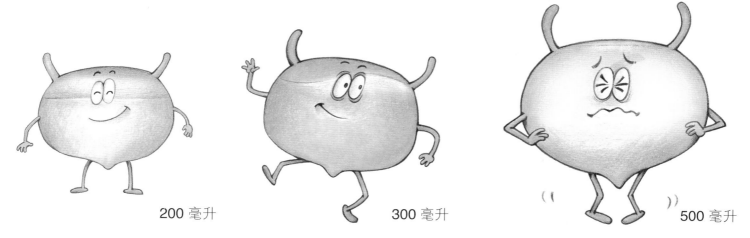

200 毫升　　　　　　300 毫升　　　　　　500 毫升

图 59. 膀胱壁上有很多感受器，能够感受膀胱容量和压力的变化。

憋尿除了引发排尿困难，还有什么危害呢?

对于偶尔憋尿的人来说，膀胱肌肉会很快恢复弹性，影响不会太大。但是，若是频繁地憋尿，膀胱长期处于过度膨胀的状态，膀胱的肌肉就会跟抻过劲的橡皮筋一样变得松弛，收缩力量大不如前。同时，膀胱内的压力感受器也会变得迟钝，久而久之就会感觉不到容量和压力的变化，会进一步加重过度憋尿。这时候，膀胱就像一台马力不足的"水泵"，无法将膀胱内的所有尿液"泵"出，残存的尿液有时超过 500 毫升，称为慢性尿潴留，容易引发膀胱炎等泌尿系统感染。

憋尿为什么会继发泌尿系统感染呢?

这是因为"流水不腐，户枢不蠹"，正常的排尿不仅能排出身体内的代谢产物，还能够冲刷泌尿系统，起到"自净"的作用。憋尿时，由于膀胱胀大，膀胱壁的血管被压迫，膀胱黏膜的血供减少，抵抗力大大降低，此时的膀胱犹如"一潭死水"，细菌就会乘虚而入，大肆地生长和繁殖（图 60）。长期憋尿的严重后果是膀胱输尿管反流、肾积水，细菌就会从膀胱进入输尿管、肾盂，损伤肾的结构和功能，最后发生肾衰竭。前列腺增生、慢性尿潴留的老年男性更容易出现肾积水、肾衰竭。

过度憋尿对女性的危害更大！因为经常憋尿，会使尿道括约肌发生痉挛，如同水库的阀门失灵后无法再灵活开关。而女性不像男性有内外两个括约肌"阀门"，只有一个括约肌"阀门"。长时间过度憋尿，女性的括约肌"阀门"更容易疲劳、失灵，从而导致尿失禁的发生。

因此，在日常的生活中，我们要保护好人体排尿的"水泵"——膀胱。出现尿意时，要及时地排尿，避免出现过度憋尿，以免损害"水泵"出现排尿困难，甚至泌尿系统感染、肾积水、肾衰竭等严重情况。

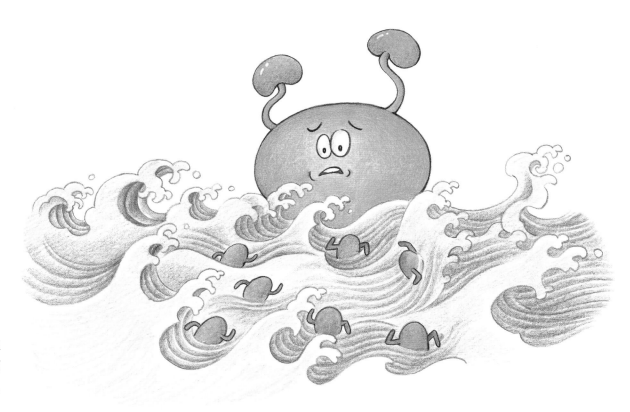

图 60. 过度憋尿后水漫"泌尿系统"，细菌趁虚而入，大肆繁殖。

21

童子尿真能喝吗？

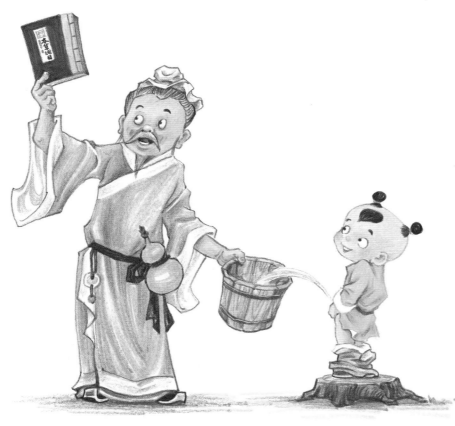

童子尿作为中医里的概念，一直拥有着悠久的历史文化渊源，在一些人的眼里童子尿是能包治百病的神药。童子尿是真有那么神奇还是被夸大其词呢，今天我们就来考证一番。

人尿，古书中一般称为"溲""溺""小便""轮迴酒""还元汤"等。童子尿顾名思义就是童子的尿液，这里的童子具体指的是 10

图 61.《本草纲目》中有关尿液药效的记载多达 110 多处，主要是指童子尿。

岁以下男童，尤其是以男童满月前一天清晨的尿液最佳。关于童子尿的药效作用，中医早有记载，李时珍的《本草纲目》中有关人尿的方剂超过 110 条，其中多用童子尿。书中写道："童子尿气味咸寒，无毒，可以滋阴降火、凉血止血、益阴清热、消淤活血、杀虫解毒等功效"（图 61）。

中医认为尿液与血液同源，而且经过人体"气化"的代谢过程，具备了人体内部体液的属性，所以饮用童子尿这一本来就具备人体自身属性的液体，就有可能对人体内紊乱的水液代谢起到"拨乱反正"的作用。"人中白"作为大家耳熟能详的中药，就是尿液中的自然固体沉淀物，这也为引用童子尿来治病提供了一点所谓的实践依据吧。

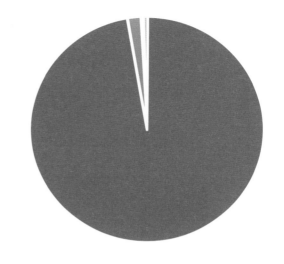

■ 水 96%　■ 尿素 1.8%　▪ Cl⁻ 0.6%　■ Na⁺ 0.35%

图 62. 尿液的成分组成主要是水分，电解质等其他物质含量极其少，缺少药用价值。

而现代西方医学怎么看待童子尿的药效呢？尿液实际上就是人体的代谢产物，里面 90% 以上都是水分（图 62），含有少量的钠、钾、钙离子等电解质，还有极少量的微量元素以及尿激酶等物质。新生儿由于出生后肾刚刚独立担负起排泄功能，发育完善还要一段时间，尿液中稍微含有一点蛋白质是正常现象。

人体组织胚胎学研究发现，人体在没出生时就经历过饮用自身尿液的过程：胚胎发育第 8 周，胎儿的肾发育成熟后，尿液排出到羊水，被羊水稀释后再次被胎儿喝入身体，如此循环往复（图 63）。不过这只是人体发育过程中一个阶段性的情况。现代西医并无童子尿具有药效的观点。如果真要说饮用童子尿对人体有什么帮助的话，估计只有一种情况了，那就是在极端缺水的时候，通过喝自身的尿液来补充水分以维持生命，毕竟尿液 90% 以上都是水分。不过，尿液本身就是人体的代谢废物，饮用之后无疑再一次增加了体内肝肾等器官的代谢压力。不经过消毒处理的尿液，还可能携带细菌等病原体，反而引发新的疾病，真是有害无益啊！

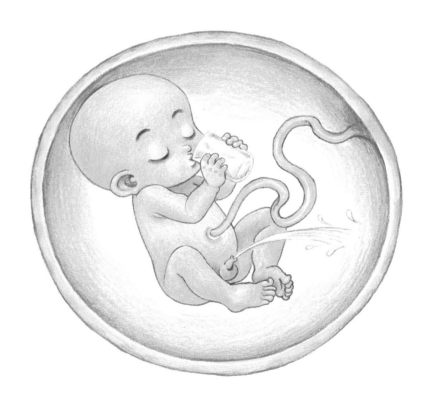

图 63. 人体从胎儿期就有"喝尿"的传统：胚胎发育第 8 周，胎儿的肾发育成熟，尿液从肾产生并被排到羊水，被羊水稀释后再次被胎儿喝入身体，如此循环往复。

至于中医书籍记载的以及民间所传闻的诸如通过饮用童子尿治好各种疑难杂症的病例，还有用童子尿治眼疾、煮鸡蛋（图 64）的做法，其实只是个例，是否是童子尿起的作用不得而知。还是不要盲目相信童子尿的所谓功效，以免加重身体负担、损伤身体、得不偿失。

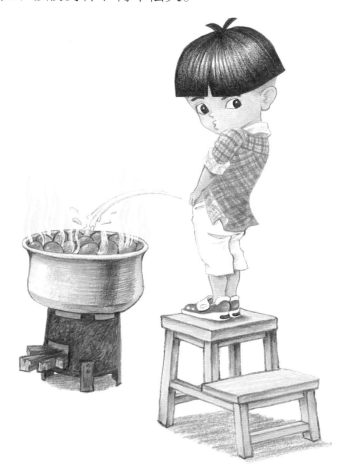

图 64. 童子尿的传说：有的地方有用童子尿治眼疾、煮鸡蛋吃的风俗。是否是童子尿的功效不得而知，这些做法至少是不卫生的。

22

男性也可以打宫颈癌疫苗吗？

2017 年随着英国葛兰素史克公司四价宫颈癌疫苗在中国大陆的上市，女性朋友掀起了一阵打疫苗的热潮。但在打宫颈癌疫苗的队伍中，偶尔也有年轻男性的身影，难道男性也可以打宫颈癌疫苗？

是的，美国不仅推荐年轻女性接种宫颈癌疫苗，也批准了 9~26 岁男性接种宫颈癌疫苗的适应证。这是因为：

第一，宫颈癌是病毒感染引发的肿瘤。

宫颈癌是 15~44 岁女性第二高发的肿瘤。中国每年新增 13 万宫颈癌病例，每年有 8 万女性死于宫颈癌。而 99.7% 的宫颈癌是由于病毒感染引起，这种病毒叫做人乳头瘤病毒（human papilloma virus, HPV）。德国科学家 Haraldzur Hausen 因为此发现于 2008 年获得诺贝尔生理学和医学奖。性行为是人乳头瘤病毒最主要的传播途径。人类感染这种病毒之后没有任何症状，所以很多人都没有察觉。等到病毒诱发癌症为时已晚。

第二，针对病毒的疫苗可以很好地预防病毒感染。

人乳头瘤病毒有 100 多种亚型，也就是有 100 多种不同的面貌。要想预防所有的人乳头瘤病毒感染，就要开发 100 多种不同的疫苗。科学家通过深入研究发现，70% 的宫颈癌是由人乳头瘤病毒中编号为 16 和 18 的两个亚型引起。所以，开发出预防 HPV-16 和 HPV-18 的二价疫苗（针对几种亚型就是几价）就可以预防 70% 的宫颈癌（图 65）。后来，四价疫苗（针对 HPV-6、HPV-11、HPV-16 和 HPV-18）、九价疫苗（针对 9 种人乳头瘤病毒亚型）也被开发出来，可以预防更多亚型的人乳头瘤病毒感染，当然效果更

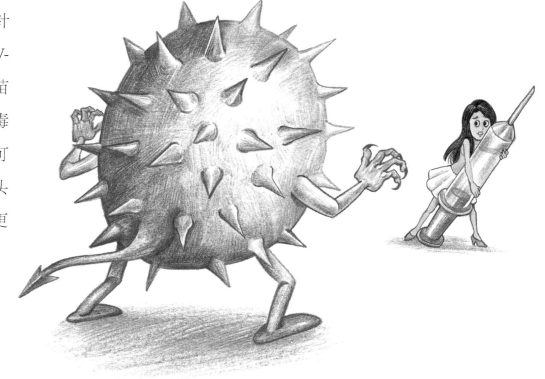

图 65. 9~25 岁的女性是接种宫颈癌疫苗的最佳年龄段。

好。不过，没有一种疫苗能够做到预防所有 HPV 高危亚型。

第三，9~25 岁的女性是接种宫颈癌疫苗的最佳年龄段。

美国全国健康与营养调查 2003~2006 年数据表明，14~19 岁的女性有超过 20% 已经感染了人乳头瘤病毒，人乳头瘤病毒感染率在 20~24 岁时达到高峰，接近 50%。所以越年轻，没有开始性生活的女性是接种宫颈癌疫苗的最佳年龄。中国将接种二价宫颈癌疫苗的年龄段定为 9~25 岁。越来越多的研究支持放宽接种年龄的限制，澳大利亚、中国香港已将疫苗的适用年龄放宽至 45 岁。所以，接种宫颈癌疫苗要趁早，最好赶在开始性生活之前。

第四，男性也是人乳头瘤病毒感染的受害者。

研究发现，高危人乳头瘤病毒感染者中 82% 为男性，人乳头瘤病毒可以引发男性阴茎癌、肛门癌等。虽然阴茎癌、肛门癌与人乳头瘤病毒的关联不如宫颈癌与人乳头瘤病毒的关联密切，但男性感染了人乳头瘤病毒后自己没发病，却有可能将病毒传染给女性伴侣。所以，国外也提倡男性接种宫颈癌疫苗。宫颈癌疫苗，说白了就是人乳头瘤病毒疫苗。宫颈癌只是人乳头瘤病毒引发疾病中的重要一种，以它作为代表命名疫苗，实际上男女均可以接种。

第五，接种了人乳头瘤病毒疫苗并不是万无一失。

由于人乳头瘤病毒的亚型超过 100 种，即使是 9 价疫苗也只能预防 9 种亚型的感染。所以，疫苗并不能"包打天下"。性传播是人乳头瘤病毒传播的主要途径，但不是惟一途径，其他途径还包括共用物品接触等。女性感染人乳头瘤病毒与初次性生活年龄密切相关。初次性生活年龄越小，人乳头瘤病毒感染率越高。预防措施包括不要过早开始性生活，要固定性伴侣，性生活最好使用安全套，减少感染机会。

所以，宫颈癌疫苗不仅是女性的"护身符"，也是男性的"保护神"。广大男性朋友，为了心爱女性的健康，可以勇敢地打上这一针（图66）！

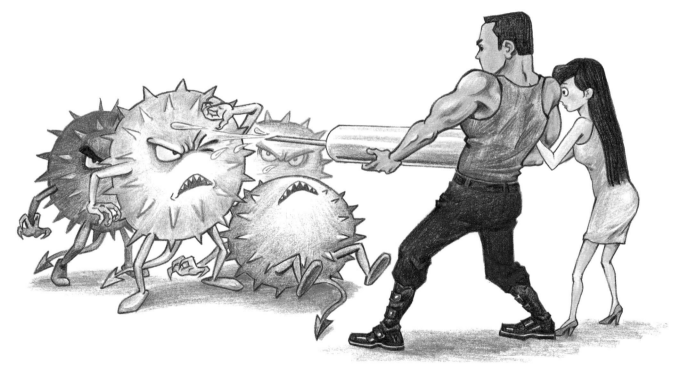

图 66. 男性注射宫颈癌疫苗（人乳头瘤病毒疫苗）不仅可以预防自身感染，关键是减少病毒传染给女性的机会。

后　记

本套《北大专家画说泌尿疾病》医学科普丛书终于出版了!

回想去年冬天开始对这套科普丛书的创作进行构思时的光景,仿佛昨日!

创作之初,我设想的是一套文图结合、体现科学和艺术之美的医学科普丛书,主要创作特点包括"字由心生""借图表意",以及"作者主导的图画创作模式"。现在可以说,基本达到目标。

首先,文图配合是一项大工程。插图,是插入文中的图画。我并不满足于仅仅给图画予以插图的定位。在文字创作的同时,我将每篇文章分解出2~3个科学道理,将每个科学道理用幻灯片的形式设计一幅草图,并用文字注明图画要表达的科学思想。然后交给画家。画家用铅笔画出草图之后,我们再当面沟通、修改、定稿,最后由画家上色。一幅图需要反复讨论、修改数次才能定稿。我在设计图画之初,刻意避免采用专业人体解剖图,一则解剖图对没有医学知识的人来说艰深难懂,二则缺少趣味性。而是将涉及解剖的图画艺术化,比如用"栗子"代替前列腺,用"腰子"形状的山代替肾,用"溪水"代替尿流等。经过艺术化处理的图画,再配以图注,读者看图识字,就能从一幅幅图画中读懂一个个科学道理。

这一幅幅彩色铅笔画本身就是绘画的艺术品。感谢画家王建政先生,能将我心中所想付诸图画。

其次,科普创作的过程更是思想历练的大工程。科普文章要讲究"四美":科学之美、通俗之美、文学之美和思想之美。本套丛书的创作对我自身是一个很大的历练，如何将科学的知识、科学的精神以通俗的手段、文学的手法表现出来？我创作每篇文章，从题目到正文，从开头引人，到叙述展开，最后到结尾收场，均以"四美"作为标准。

"科学之美"——此乃第一要义，科学的准确性是所有创作的基石。我二十余年的临床工作经验是文章科学性的保障，有时还需查阅文献并核对数据，保证言之有据，传播正确的科学。

"通俗之美"——通俗，并不是简单地将医学名词翻译成大众词汇，而是思维模式、观察视角要完全从大众出发，想其所想，说其想知。周围众多朋友给了我大众的视角，提出了很多中肯的建议。

"文学之美"——好的科普不仅能将枯燥的科学知识通俗化，还能写成一篇篇科学美文，或拟人、或比喻、或排比、或类比、或幽默，让读者感受到文学之美。每分册的开篇文章，均以书名作为文章题目，以自传体的形式，采用拟人的手法，将全书的内容统领起来。后续的篇章，继续贯彻文学手法，将文学之美坚持到底！

"思想之美"——这是最高层次的要求。医学科普不仅要传播健康知识，还要传播健康思想。思想中有科学，思想中有美学，思想中有哲学。有了思想，文章才有灵魂。在《前列腺七十二变》首篇结尾写道"我纵有七十二般变化，也是人体的一部分。所以，请善待我，发挥我"善"的武功，阻止我"恶"的变化，让我回归"摄护"的本真。"这就是主题思想的升华：器官无好坏，需要善待之；人与人之间相处更是如此，只有用"善"才能激发更多的"善"。

以上是我对科普创作的小小体会。我很高兴能在不惑之前拥有自己的著作出版。

我出生于医学世家，感谢我的父亲和母亲，把我培养成新一代医者！

衷心感谢郭应禄院士的关怀和支持。郭老师高瞻远瞩、眼光敏锐，这不光是对我个人的支持，更是对科普创新工作的支持。希望我的这套丛书能真正承载得起郭老师的殷切希望，能对医学科普文学创作做一些有益的尝试。

衷心感谢北京大学医学出版社的王凤廷社长、白玲副总编辑、陈然编辑，他们率领的团队除了在医学专业上出版众多，在医学科普出版上也极富洞察力，愿意和我一起做科普创新工作。感谢我的两位学生纪光杰、黄聪，他们俩是我的得力助手！

衷心感谢北京市科学技术委员会科普专项资助基金的支持，科学普及工作功在当代，利在千秋。

谨以此套丛书献给我的患者，献给喜欢听我的健康讲座的百姓，献给喜欢看我的科普书籍的群众。你们是我进行科普创作的动力！

宋　刚

丁酉年岁末